REMEDES

CAPABLES DE DISSOUDRE

LA PIERRE ET LA GRAVELLE.

RECHERCHES

SUR LES REMEDES

CAPABLES DE DISSOUDRE

LA PIERRE ET LA GRAVELLE,

TRADUITES DE L'ANGLOIS.

Prix, 3 liv. broché.

A LONDRES,

Et se trouvent à Paris,

Chez Ph. D. PIERRES, Imprimeur - Libraire,
rue Saint - Jacques.

M. DCC. LXXV.

A MONSEIGNEUR

TURGOT,

MINISTRE D'ÉTAT,

CONTRÔLEUR GÉNÉRAL

DES FINANCES.

MONSEIGNEUR,

Tout ce qui intéresse l'humanité a des droits pour mériter votre atten-tion. Vous connoissiez l'Ouvrage du

Docteur BLACKRIE, & la Découverte
qu'il avoit publiée d'un Remede capable
de détruire une des plus cruelles maladies. Vous defiriez que la Traduction
nous mit à portée d'en profiter.

Permettez que j'aie l'honneur de
vous l'offrir comme le témoignage du
respect avec lequel je suis,

MONSEIGNEUR,

Votre très-humble & très
obéissant serviteur,
GUILBERT.

AVANT-PROPOS

DES TRADUCTEURS.

SI les Arts ne peuvent parvenir qu'à l'aide du tems & de la pratique au degré de perfection dont ils font fufceptibles, on peut regarder la Chirurgie comme un de ceux qui de nos jours ont prefqu'atteint ce but defiré.

Dans les fiecles reculés, lorfque l'Anatomie étoit encore au berceau, les opérations étoient plus douloureufes, moins précifément déterminées, & par conféquent beaucoup plus dangereufes.

a

De toutes les opérations , la taille, ou l'extraction de la pierre de la veſſie, étoit une des plus hazardeuſes pour le malade & pour l'Opérateur. C'eſt ſans doute à cauſe des dangers où l'un & l'autre étoient expoſés, qu'Hippocrate faiſoit promettre à ſes Diſciples, ſous la foi du ſerment, de ne point la pratiquer.

Quoique la Chirurgie moderne inſtruite par l'anatomie la plus ſcrupuleuſe de la ſtructure exacte des parties , ait tellement perfectionné cette opération , qu'il ſoit difficile de croire qu'elle puiſſe être portée plus loin, il n'en eſt cependant pas moins vrai qu'elle n'eſt pas toujours exempte de dangers. Souvent celui qui l'a éprouvée avec fuccès n'eft pas à l'abri des récidives de la maladie qui l'avoit forcé de s'y foumettre. On a vu des perfonnes affez malheureufes pour avoir été obligées d'y recourir deux, trois & même quatre fois.

Ces raifons ont engagé dans tous les tems les Médecins à chercher s'il n'y avoit pas dans la nature ou dans les productions de l'art des moyens capables de détruire ces concrétions, & la caufe qui les produit : auffi les Ouvrages de Médecine fourniffent-ils plufieurs recettes de remedes lithontriptiques fimples ou compofés. Cependant quelques vantés qu'ils aient été par ceux qui les ont propofés, il ne paroît pas que leurs fuccès aient ré-

pondu aux éloges qu'ils leur ont pro-
digués.

Il étoit réfervé à ce fiecle de faire
dans ce genre des découvertes vraiment utiles.

Les Médecins Anglois fur-tout font
ceux à qui nous fommes redevables
d'un grand nombre d'expériences fur
la nature du calcul & fes diffolvans.

Le remede de Mademoifelle STE-
PHENS fixa principalement leur attention, & la Chymie les ayant éclairés
fur les feuls principes médicamenteux
de cette compofition, ils en ont éla-
gué bientôt tout ce qui leur parut y
avoir été employé de trop. Le favon
en fut regardé comme le feul ingré-

dient actif : quelques-uns lui associè-
rent l'eau de chaux dans la vue d'en
augmenter encore l'efficacité. Ces
deux remedes se prêtent sans doute
mutuellement des forces pour dissoudre la pierre , & sont vraiment bons :
mais il faut convenir que la quantité
énorme qu'il faut prendre & de l'un
& de l'autre rebutent infiniment, &
que bien des personnes ne peuvent pas
les supporter.

Les choses en étoient là, lorsque le
Docteur Chittick annonça son spé-
cifique avec tout l'appareil d'un Charlatan : c'étoit un secret, une nouvelle
découverte ; il n'en fallut pas davantage pour l'accréditer. Ses succès cependant étonnèrent & piquèrent la

curiofité des Médecins de Londres. Le Docteur Blackrie, Auteur des Recherches dont nous donnons la traduction, avoit plus que perfonne intérêt de dévoiler le myftere & de découvrir ce qui compofoit cet arcane tant vanté & fi miraculeux. Il avoit eu une attaque de néphrétique, & il en craignoit les fuites.

A force de recherches, il parvint à fe convaincre que ce n'étoit autre chofe que la leffive des favonniers. Il fit part de fa découverte au Public. La maniere dont fon ouvrage a été accueilli en Angleterre, garantit les fuccès qu'il doit avoir dans ce pays-ci.

Ce remede perdit alors l'air de nouveauté que le Docteur Chittick lui donnoit. Longtems avant lui le Docteur JURIN s'étoit délivré d'une pierre qu'il avoit dans la veſſie par l'uſage de cette leſſive : il avoit même publié à ce ſujet un Ouvrage dans lequel il annonçoit ſa guériſon & les moyens dont il s'étoit ſervi pour y parvenir : mais ce moyen étoit reſté négligé, & il falloit qu'un Charlatan réveillât l'attention des Médecins ſur un remede auſſi puiſſant. C'eſt en effet de tous ceux qu'on a employé juſ-qu'à préſent, celui dont la vertu li-thontriptique ſoit la plus démontrée par la raiſon & l'expérience.

Les concrétions calculeuſes doivent leur origine à l'aggrégation de ce ſé-diment terreux plus ou moins abondant que charrient les urines chez les perfonnes même qui jouiffent de la meilleure fanté. Il paroît être le réfultat des débris qu'éprouvent les folides par les forces de la vie ; débris qui mêlés avec les humeurs excrémentielles, doivent être chaffés avec elles par différens excrétoires. Les voies urinaires & de la tranfpiration font celles que la nature a adoptées pour opérer cette excrétion.

Cette aggrégation fe fait au moyen d'une mucofité particuliere dont les urines font auffi le véhicule. En effet, fi on les laiffe putréfier quelques jours dans un vafe, on s'apperçoit que fon fond eft non-feulement tapiffé du fédiment terreux en queftion, mais encore enduit d'une mucofité qui ne fe délaie pas, ou ne fe délaie que très-difficilement dans l'eau. C'eft ce qui fait croire que l'urine eft compofée d'eau, de fel, de terre & de la mucofité particuliere à laquelle on peut attribuer la formation du calcul. Dans l'état naturel, le fel uni à cette mucofité en fait une efpece de favon mifcible à l'eau, & conféquemment ce fédiment terreux ne trouvant point de lien, fort avec le liquide dans lequel il étoit fufpendu.

Si l'âge, le tempérament, le régime ou d'autres caufes augmentent ce fédiment & cette mucofité, en même-tems qu'ils diminuent la quantité de fel qui rendoit le mucus mifcible à la partie aqueuse, ce lien s'empare de la terre, & forme dans les reins de ces petites concrétions connues sous le nom de graviers que l'on rend assez souvent avec les urines. Mais si malheureusement un de ces graviers séjourne dans la vessie, pendant que les mêmes causes agissent toujours, c'est alors qu'il se formera insensiblement autour de ce noyau des couches concentriques qui concourreront avec d'autres graviers à l'augmenter & à lui donner un volume plus ou moins considérable, selon que les causes seront plus ou moins constantes.

Cette mucosité ou viscidité est donc le cément qui donne l'accroissement

& la solidité aux subſtances calculeuſes. Peut-être participe-t-elle beaucoup de la nature de ce *gluten* vé-
géto-animal que fourniſſent les fari-
neux, qui privé de ſon eau ſurabondante, acquiert la dureté & la conſiſtance de la corne, & qui fournit
par la diſtillation un eſprit alkali
volatil.

La ſurabondance de cette mucoſité
dans les humeurs ne ſe borne pas à
ſoutenir l'édifice calculeux dans la
veſſie. Si elle arrête dans les voies de
la tranſpiration les parties terreuſes
qui s'échappent par cet émonctoire,
& qu'elle les fixe ſur les membranes
aponévrotiques, dans les ſubſtances
des muſcles ou ſur les articulations,

elle y produira les douleurs vagues arthritiques, les rhumatifmes chroniques & la goutte. La confanguinité de la pierre avec ces maladies eft manifefte; elle ne fe rencontre que trop fouvent.

De tous les moyens capables de diffoudre cette mucofité, la leffive des favonniers mérite la préférence. L'alkali fixe & la chaux réunis, acquièrent des propriétés que feuls ils ne poffédoient pas. Par quelle raifon ? C'eft ce qui fera peut-être encore ignoré longtems. Au refte, fans nous arrêter à la deviner, jouiffons des bienfaits de ce mélange, dont la vertu lithontriptique eft d'ailleurs prouvée

aſſez inconteſtablement par l'expérience.

On ſera ſans doute ſurpris que dans un tems où l'air élémentaire, l'air fixe, joue un rôle aſſez éminent dans la Médecine, nous nous écartions du ſyſtême du Docteur HALES ſur la formation du calcul, & que nous ne faſſions entrer pour rien cet élément dans la ſolidité de la pierre : mais des raiſons qu'il ſeroit trop long de rapporter ici, nous autoriſent à nous en tenir à ce que nous venons de dire ſur cet article ; & quoique M. LANE dont nous avons jugé à propos de traduire une Lettre relative à notre matiere à la fin de cet Ouvrage, penſe que le lithontriptique compoſé de chaux & d'alkali fixe, n'agit qu'à proportion qu'il eft plus privé de cet air fixe, nous avons lieu néanmoins de perfifter à croire qu'il ne diffout les graviers & la pierre, que parce qu'il diffout la mucofité qui leur fervoit de cément.

Nous ne réfuterons pas les objections qu'on peut faire contre l'ufage d'un tel remede : il n'y en a pas contre l'efficacité duquel on ne puiffe argumenter.

Nous ajouterons feulement aux réponfes que notre Auteur y a faites, que la leffive des favonniers, quoique cauftique & concentrée, peut cependant s'étendre à telle dofe qu'on voudra, dans autant de véhicule qu'on le croira

convenable, & que par conséquent
cette qualité peut être réduite même
à rien, c'est-à-dire, qu'elle ne sera
point du tout senfible. Comme cependant dans cet état elle ne feroit que
très-peu efficace, il faut du tatonne-
ment pour apprendre à quelle dofe
on doit l'adminiftrer.

C'est ce qui fait que ce remede eft
de la claffe de ceux qu'on ne doit
prendre qu'avec de la circonfpection :
& nous finiffons en difant de lui ce
que Boerrhaave difoit d'un autre
remede non moins fpécifique pour
une autre maladie, *prudenter à pru-*
dente medico adminiftretur, abftine fi
methodum nefcis.

Un Ouvrage auſſi utile que celui du Docteur Blackrie, ne peut être trop généralement connu. C'eſt un vrai préſent qu'il a fait à l'humanité. Je m'occupois de ſa Traduction, lorſque j'appris que le Miniſtre, qui a bien voulu permettre que je la lui offriſſe, devoit engager quelqu'un à la faire. Je priai la perſonne qui m'en informa de lui repréſenter que j'y travaillois; il ſe déſiſta de ſon projet. Pour remplir plus promptement ſes vues bienfaiſantes, M. Bourru, mon Confrere, & mon Ami, s'eſt joint à moi, & par ſon ſecours l'Ouvrage a bientôt été terminé. Nous avons répété pluſieurs des expériences de l'Auteur, nous en avons tenté de nouvelles, & nous avons même ajoûté quelques Notes lorſqu'elles nous ont paru néceſſaires.

Quant aux effets du Remede annoncé dans ce livre, nous les avons trouvé les mêmes à Paris qu'ils ſont en Angleterre. Pluſieurs malades à qui nous en avons, avec ſuccès, conſeillé l'uſage, nous en ont convaincus.

La publicité que nous lui donnons va en mettre bien d'autres à portée de les éprouver, & c'eſt l'unique but que nous nous ſommes propoſés.

RECHERCHES

SUR LES REMEDES

CAPABLES DE DISSOUDRE

LA PIERRE ET LA GRAVELLE.

JE fus attaqué il y a environ cinq ans d'un violent accès de Néphrétique, qui m'effraya d'autant plus, qu'il me prit pendant que j'étois déja retenu à la chambre par le retour d'une incommodité douloureuse à laquelle j'ai été longtems sujet, qu'il me causa pendant plusieurs jours les plus vives angoisses, & qu'il me réduisit presqu'à l'extrémité.

A

Cet accident imprévu me fit tourner toute mon attention du côté de cette maladie, pour le moins auffi dangereufe que pas une de celles qui affligent l'humanité, & affez fréquente pour n'épargner ni âge, ni fexe, ni condition ; de maniere que je ne négligeai rien pour me mettre au fait des remedes qui ont quelque réputation dans ce cas, foit comme propres à en détruire la caufe, foit comme capables d'en alléger les fymptômes.

Dans le cours de mes recherches, j'entendis parler d'un médicament qui depuis un tems confidérable avoit la réputation d'un puiffant lithontriptique. J'appris qu'il y avoit environ cinq ans qu'on l'avoit annoncé avec fracas dans le Public comme une nouvelle découverte, & qu'il avoit été adminiftré avec fuccès à Bath par le feu Doĉteur CHIT-TICK, & depuis la mort de ce dernier, à Londres & à Weftminfter, par fon frere le Doĉteur CHITTICK, qui, en qualité de fon

héritier, en eſt devenu le ſeul poſſeſſeur, &
à l'exemple du défunt, met en uſage toutes
ſortes de moyens pour tenir ſa compoſition
ſecrette.

Ce dernier eſt ſi circonſpect, que même
lorſqu'il l'adminiſtre, il ne met de ſon ſecret
que les gens intéreſſés à l'affaire. Il le donne
à ſes malades dans une grande quantité d'eau
de veau légere faite ſelon ſon ordonnance,
qu'ils lui envoient tous les jours pour qu'il
y mêle ſon médicament. Non content de
ces précautions, on m'a aſſuré qu'il donne
à ce bouillon médicamenté différens goûts
par le moyen de différentes plantes pour en
déguiſer plus efficacement l'ingrédient principal.

Cette ſurabondance de précautions excita
d'autant plus ma curioſité, & j'inférai de ces
moyens extraordinaires dont il ſe ſervoit pour
ſe cacher, que ſi je pouvois ſeulement avoir

de ce bouillon médicamenté , je parvien-
drois , par des recherches convenables , à
découvrir la fubftance dans laquelle réfidoit
principalement fa qualité lithontriptique.

J'avois encore d'autres motifs de faire
cette recherche ; motifs fondés fur des principes de bienfaifance & d'humanité. On pré-
conifoit fi fort l'efficacité du remede du
Docteur CHITTICK, que j'efpérai que la Pierre
ne feroit plus une maladie fi cruelle ; mais
en même-tems ce médicament étoit fi cher,
que peu de perfonnes pouvoient fe le procurer : de plus, comme il étoit néceffaire
que les malades allaffent eux-mêmes ou en-
voyaffent tous les jours chez le Docteur
CHITTICK , qui feul le diftribuoit , l'efficacité
d'un remede propre à guérir une maladie fi
déplorable , fe trouvoit néceffairement ref-
ferrée dans un cercle bien étroit.

Je penfai donc qu'il étoit de mon devoir

de faire tous mes efforts pour en étendre les avantages; & ce fut en conféquence de ces efforts, que j'eus peu de tems après le bonheur de faire connoiffance avec plufieurs perfonnes qui avoient pris ou qui prenoient ce bouillon. Elles me communiquerent ce qu'elles en fçavoient, & non-feulement elles me permirent d'en goûter; mais même elles m'en donnerent une quantité fuffifante pour faire les expériences que je m'étois propofées.

De cette maniere, je fus en état d'établir la nature & la qualité du médicament mêlé dans le bouillon; & comme j'étois impatient de communiquer ma découverte pour l'avantage de ceux qui ne pourroient pas le payer, ou qui étoient dans une fituation telle, qu'ils ne pouvoient ni aller, ni envoyer le chercher, je publiai un détail, peut-être trop court, de mes expériences dans un Journal intitulé, *the Gentleman's Magazine*, Octobre 1763.

Je reçus pour ce Mémoire les remercie-
mens de quelques perfonnes qui penferent
que j'avois découvert évidemment, par des
recherches propres & convainquantes, ce fecret qui avoit attiré tant d'attention, & tenu
fi longtems le Public en fufpens.

Depuis ce tems, un grand nombre de
gens m'ont engagé, tant par lettres que ver-
balement, à publier de nouveau ces Remarques dans un corps d'ouvrage féparé, fup-
pofant que cela en étendroit l'utilité : & en
vérité, lorfque je confidere que les Mémoi-
res fur des objets de Médecine qu'on fait
communément inférer dans ces productions
périodiques, & qui traitent de toutes fortes
d'objets, font oubliés, & ne font qu'une
impreffion très-légere, je fuis porté à croire
qu'un Traité méthodique fur la nature, les
caufes & la cure de cette maladie, dont les
fymptômes font fi douloureux & les fuites
fi dangereufes, eft propre, s'il n'eft pas né-

cessaire, à fixer l'attention de ceux qui lisent les ouvrages de Médecine, auxquels je répéterai ce que beaucoup d'autres Ecrivains ont dit dans une infinité d'occasions:

. . . . Si quid novisti rectiùs istis
Candidus imperti, si non, his utere mecum.

HOR. EP. VI. LIB. 10.

J'espere même qu'ils croiront qu'il est de leur devoir de communiquer pareils remedes, s'il y en a que l'expérience ait prouvé être plus utiles & plus efficaces.

En attendant, pour les raisons que j'ai dites, je vais publier ici de nouveau & en grand mes Remarques sur le remede du Docteur CHITTICK, & j'y ajouterai des observations générales & de pratique sur la maladie pour laquelle on l'administre, telles que j'ai été en état de le faire par les effets qu'il a produit tant sur moi que sur les autres.

Voici les particularités que j'ai apprises

A 4

au ſujet du remede du Docteur CHITTICK. Ce
Médecin fait bouillir deux livres de collet
de veau dans cinq pintes d'eau réduites à
trois. Chaque malade lui envoye tous les
jours ces trois pintes dégraiſſées & paſſées,
dans une bouteille d'étain fermant à clef,
pour empêcher, comme il le dit, les curieux
de découvrir ſon ſecret. Ces bouteilles ont
deux clefs, dont il garde l'une & le malade
l'autre. Il renvoye le bouillon après y avoir
mêlé ſon remede. Il fait prendre le tout
dans les vingt-quatre heures ; ſçavoir, une
pinte le matin à jeun en une heure de tems ;
le malade déjeûne deux heures après : la ſeconde pinte à midi, & la derniere le ſoir,
de la même maniere, le malade mangeant
toujours deux heures après.

Il ordonne de plus à ſes malades de ne
point manger de viandes ſalées, ni beaucoup de ſel avec leur viande, point de graiſſe,
point de crême, point de lait, à moins qu'il

ne foit écrémé ; point de fromage, de poif-
fon, d'œufs ; d'aucune efpece de fauffe, de
pâtifferies, de fruits ; point de végétaux,
excepté des navets, des pommes de terre
& des oignons bouillis, tout cela fans fauffe :
il veut même qu'on ne mange des pommes
de terre qu'avec beaucoup de prudence.

Quant à la boiffon, il défend l'ufage de
toute efpece d'acide, & même de toute liqueur qui a la moindre tendance à l'acidité,
telles que le vin, la bierre, le cidre, le
poiré & autres liqueurs fermentées. Il ne
permet de boire que de l'eau dans laquelle
on a jetté un peu d'eau-de-vie.

Il n'accorde à fes malades que du bœuf,
du mouton, de l'agneau, du veau, des ca-
nards, des poules & du lapin, fans autre
fauffe que leur jus.

Il leur fait prendre de l'exercice, mais de

maniere qu'ils n'en foient point fatigués.

Il dit à fes malades que s'ils veulent reti-rer quelque avantage de fon remede, ils doivent perſévérer dans fon uſage & ſuivre ponctuellement ſes ordonnances pendant un tems conſidérable, comme trois, quatre, cinq & même ſix mois. Il les aſſure que s'ils veulent le faire, il ne doute nulle-ment de les guérir; & pour leur prouver qu'il eſt bien fondé dans cette eſpérance, il deſire que les malades qui s'adreſſent à lui fe foient bien aſſurés de l'exiſtence de la pierre avant que de commencer ſes reme-des. Il leur dit que ſi après les avoir fait, il leur reſte encore quelque fragment de pierre, il ne demande rien pour ſes foins.

Pendant qu'il leur adminiſtre fon remede, il eſt très-aſſidu à leur rendre viſite, & très-at-tentif à la moindre circonſtance. Si le malade qui s'adreſſe à lui eſt attaqué de quelqu'autre maladie, ou fi le paroxifme de néphrétique eft confidérable, il interrompt l'ufage de ce remede jufqu'à ce que l'une foit guérie & que l'autre foit calmé ; & fi pendant le cours de fon traitement, il arrive quelqu'autre accident, il le fufpend jufqu'à ce que le malade en foit quitte. Pendant tout le cours de fes remedes, il mêle dans l'eau de veau plus ou moins de fon médicament, felon que les conftitutions particulieres ou les fymptômes le demandent.

Le prix qu'il prend pour traiter fes malades eft de deux guinées par femaine pendant le cours du traitement, indifféremment pour le riche ou le pauvre.

Auprès de lui point de crédit ; & s'il n'eft pas régulierement payé à la fin de chaque femaine, il refufe net de continuer à médicamenter le bouillon. Il dit en même-tems à fes malades, qu'il ne regarde pas cette

fomme comme le prix de fes foins , mais
feulement du remede qu'il ajoute à leur bouillon ; & il les affure en même-tems que le
remede eft cher & lui coûte prefqu'autant
que ce qu'ils lui donnent ; que conféquemment il attend d'eux, qu'ils reconnoîtront fes
foins lorfque la cure fera complette. Au
commencement il ne ftipuloit rien de certain fur cet article ; mais dans la fuite fe
trouvant fort trompé dans fon attente, en
s'en remettant à la générofité de fes malades, j'ai appris qu'avant que d'entreprendre
une cure, il fait un marché pofitif, & demande à préfent une fomme fort confidérable.

La premiere fois que je goûtai de ce bouillon médicamenté, ce qui me frappa d'abord,
fut une forte odeur de tanaifie ; mais enfuite
l'ayant goûté de nouveau plufieurs fois avec
foin, je découvris enfin très-clairement fur
mon palais l'effet d'une fubftance alkaline,

& je ne pus m'empêcher de m'écrier sur le champ : Je crois bien connoître ce médicament. Je demandai au malade qui le prenoit s'il n'avoit jamais goûté à quelque chose d'approchant à l'esprit de corne de cerf? Il me répondit que oui, & m'ajouta que plusieurs fois il y avoit découvert ce goût plus ou moins dominant; mais qu'à l'instant même il l'y découvroit plus qu'il n'avoit jamais fait.

J'eus les mêmes conversations avec d'autres dont je goûtai le bouillon, & quoique je trouvasse dans tous une odeur de tanaisie, cependant plusieurs personnes me dirent que le bouillon avoit quelquefois une odeur fort différente. Un Monsieur entr'autres me dit que le Docteur lui avoit avoué que tous ces différens goûts n'étoient donnés que pour déguiser la composition du remede.

De cette observation je conclus que l'ingrédient qui donnoit le goût alkalin étoit le remede, & que les odeurs de tanaiſie ou d'autres plantes ne ſervoient qu'à le cacher. On me dit de plus que le Doĉteur, en cauſant avec ſes malades, ſe récrioit beaucoup contre l'uſage des ſubſtances alkalines, comme très-acres & très-dangereuſes, & ſe plaignoit de n'avoir quelquefois manqué de ſuccès, que parce que ſes malades, avant de s'adreſſer à lui, s'étoient brûlé les entrailles avec la leſſive des ſavonniers, l'eau de chaux ou autre remede cauſtique de cette nature. Ces diſcours me confirmerent dans mon opinion, & je les regardai comme un artifice qu'il mettoit en uſage pour détourner l'attention de ſes malades de ce qu'il avoit tant intérêt à leur cacher.

Quoi qu'il en fût, pour m'aſſurer que mes conjeĉtures étoient bien fondées, je fis les expériences ſuivantes.

Je fis une eau de veau ſelon l'ordonnance

du Docteur, & après lui avoir donné l'odeur
de tanaiſie, je trouvai qu'en y mêlant à différentes fois des quantités différentes de ſels
alkalis fixes, ou de leur ſolution & préparation, il prenoit un goût tout-à-fait ſemblable à celui qui me ſervoit d'exemple,
quoiqu'il ne fut pas préciſément le même ;
ce que j'attribuai à ce que les ſels qui avoient
été gardés trop longtems, s'étoient affoiblis
ou étoient dégénérés de leur premier état.
En effet, telle eſt la nature de ces ſels, qu'il
faut un très-grand ſoin pour les conſerver
dans leur premier état alkalin. Ils ſont de
toutes les ſubſtances, les plus propres à
attirer l'humidité de l'air & à s'en imbi-
ber ; ce qui altere non-ſeulement beaucoup
leur qualité alkaline, en laquelle réſide principalement leur vertu lithontriptique ; mais
encore, comme on ſçait que l'air abonde en
particules acides, cela les change ſi fort,
qu'ils deviennent en grande partie des ſels
d'une nature intermédiaire, qui ne ſont ni

alkalis, ni acides ; mais neutres, comme on les appelle ; tel eſt, par exemple, le tartre vitriolé.

Quoique j'euſſe été ainſi trompé dans mon premier eſſai, néanmoins je ne déſeſpérai pas de réuſſir : car en me rappellant une obſervation du ſavant Boerhaave ſur ces ſels alkalis qui acquierent un degré d'acrimonie bien plus conſidérable lorſqu'ils ſont mêlés avec la chaux (*), qu'il n'en réſide dans chacune de ces ſubſtances priſes ſéparément, je pris la réſolution de faire cette expérience. Elle répondit complettement à mon attente ; car ayant fait une ſolution de ces ſels combinés avec la chaux, je trouvai une reſſemblance ſi exacte entre mon bouillon médicamenté & celui du Docteur, que les perſonnes douées du

(*) « Sal hic, ex calcis virtute ignea vere attracta in alkali » fixum, igneum, acquiſivit virtutem rodendi acutiſſimam, » promptiſſimamque, quæ neque fuerat in alkali ſolo, neque » in calce viva ſincera ». *Boerhaav. Elem. Chem. Ed. Lugd. Bat.* 1732. *Tom. II. p.* 61.

goût

goût & de l'odorat le plus fin, ne pouvoient plus diſtinguer le mien du ſien. J'ai donc la plus grande raiſon de conclure que ce remede eſt une ſolution de ſels alkalis fixes combinés avec la chaux, & conſéquemment qu'il n'eſt réellement autre choſe que la leſſive des Savonniers.

Je n'établirai pas néanmoins mon opinion ſur ce ſimple raiſonnement. Il feroit fort aiſé au Docteur d'en éluder la force, en donnant, comme il l'a fait précédemment, différens goûts à ſon bouillon. C'eſt pourquoi je la fortifierai par d'autres preuves, qui, je penſe, l'étayeront d'une maniere à ne pouvoir être réfutée.

C'eſt une propriété particuliere & eſſentielle aux ſels & aux ſubſtances alkalines, que l'art ne peut cacher, de changer en verd la couleur bleue du ſyrop de violette, comme les acides la changent en rouge; & ces effets font fi conftans, que par-là on peut juger certainement fi une compofition quelconque eft de nature acide ou alkaline.

Sachant donc que fi le bouillon du Doc- teur contenoit une fubftance alkaline, il verdiroit le fyrop de violette ; j'en fis l'ex- périence, & immédiatement fa propriété alkaline fe découvrit. Je répétai la même expérience fur mon bouillon, & j'obtins précifément la même couleur.

J'effayai enfuite fi l'efficacité de mon bouillon, comme diffolvant de la pierre, étoit égale à celle du bouillon du Docteur. Pour cela je pris deux fragmens égaux de la même pierre : je jettai l'un dans une petite quantité de mon bouillon, & l'autre dans une égale quantité du fien ; j'expofai les deux mélanges au même dégré de chaleur, les pierres furent diffoutes très-promptement ; & toutes les deux dans le même efpace de tems.

Ayant démontré évidemment par ces expériences que mon bouillon eſt ſemblable à
celui du Docteur, non-ſeulement dans chacune de ſes qualités ſenſibles, mais auſſi dans
ſon efficacité à diſſoudre les pierres qu'on y
jette, & que cette exacte reſſemblance a été
établie en y mêlant de la leſſive des Savonniers, on en doit inférer que le bouillon du
Docteur CHITTICK eſt médicamenté avec les
mêmes ingrédiens, puiſqu'il ne ſeroit pas
probable que des ſubſtances différentes puſ-
ſent produire préciſément les mêmes effets
ſous tant de différens rapports.

J'en reſterai ici ſur les preuves qui étayent
mon opinion, réſervant pour la ſuite mes
remarques ſur le régime que le Docteur fait
obſerver à ſes malades, & ſur les prétentions
qu'il a que ſon remede eſt une nouvelle
découverte, & plus efficace que ceux qui
ont été connus juſqu'à préſent.

Cependant, comme le Docteur met fur
fon bouillon plus ou moins de fon médicament, on pourroit me faire une queftion
qui, du premier coup d'œil, paroîtra importante. Comment, me dira-t-on, déterminer
précifément la quantité dont il fait faire ufage
dans tous les tems? Je réponds ; cette no-
tion n'eft point du tout néceffaire, parce
que lorfqu'on adminiftre des fubftances d'une
pareille âcreté, la quantité doit être réglée
par la fenfation qu'elles occafionnent & les
effets qu'elles produifent. Si la fenfation
qu'elles font éprouver eft fort incommode
& douloureufe, la dofe doit être moindre,
finon il faut l'augmenter, parce qu'il eft néceffaire d'éprouver une irritation au moins
un peu douloureufe pour obtenir la diffolution d'une fubftance auffi dure que la pierre.
Quoi qu'il en foit, afin de couper même ce
nœud, je vais propofer le moyen fuivant,
par lequel il fera fort aifé d'en déterminer
exactement la quantité.

J'ai obfervé précédemment que les alkalis verdiffent le fyrop de violette, & que les acides le rougiffent. On peut changer encore ces différentes couleurs, & les fubftituer l'une à l'autre auffi fouvent qu'on le veut, en ajoutant au mêlange, des acides s'il eft verd, & des alkalis, s'il eft rouge. Si donc on prend deux quantités égales des bouillons alkalifés verdis avec le fyrop de violette, dont on connoît la quantité de l'alkali qui entre dans l'un, il n'y a qu'à verfer dans celui-là, goutte par goutte, & en remuant à chaque fois, une quantité fuffifante de bon efprit de vitriol, jufqu'à ce que le mêlange foit devenu rouge. Opérez de la même maniere fur le bouillon dont la quantité de l'alkali vous eft inconnue, jufqu'à ce que vous ayez obtenu la même couleur rouge. De cette maniere, la différence dans la quantité de l'acide qu'il vous aura fallu employer pour produire le même effet dans les deux bouillons, vous indiquera certainement la différencè dans la quantité d'alkali contenu dans chacun d'eux ; & le problême fera réfolu.

De plus, fi l'on obferve attentivement le degré de l'effervefcence & de la chaleur qui accompagne conftamment la tranfmutation de ces couleurs, on pourra eftimer, fans crainte de beaucoup fe tromper, non-feulement la quantité de la fubftance alkaline, mais encore fes différens degrés de force.

Il y a encore un autre moyen de déterminer non-feulement la quantité, mais auffi la qualité de l'alkali contenu dans le bouillon; c'eft de l'évaporer jufqu'à ficcité dans un vaiffeau de terre vernis. Le réfidu montrera exactement ce que l'on cherchoit : mais on peut s'épargner la peine de répéter ces opérations ennuyeufes, par les raifons que j'ai dites ci-deffus.

A préfent que j'ai réuffi à découvrir ce fecret; que j'ai prouvé évidemment qu'il n'eft autre chofe qu'une folution de fels alkalis fixes combinés avec la chaux, ou, ce qui eft la même chofe, la leffive des Savonniers: qu'on me permette de rechercher jufqu'à quel point on peut compter fur l'ufage interne de ces fubftances, en tant que capables de diffoudre la pierre dans les reins & dans la veffie; dans quel période de cette maladie, dans quelle circonftance & en quelle quantité on peut les adminiftrer avec fûreté dans cette intention.

Hippocrate penfoit que lorfque la matiere calculeufe eft devenue concrette dans les reins ou la veffie, & s'eft confolidée de maniere à former des fubftances pierreufes trop groffes pour paffer par les voies ordinaires, elle eft abfolument indiffoluble tant qu'elle refte dans ces parties; que par conféquent il n'y a point de remede, & que tous les efforts qu'on fait pour y remédier, non-feulement font vains, mais font fouvent fuivis de fâcheufes conféquences (*).

Il nous en a laiffé un exemple remarquable dans fes Epidémiques. On y lit l'obfervation d'un malade portant tous les fignes diagnoftiques de la pierre dans la veffie, attaqué des fymptômes les plus cruels de cette maladie, & qui eft malheureufement mort pour avoir pris dans cet état un médicament puiffamment diurétique (†).

(*) « Temeraria eft omnis medicina, peftifera, & fæpe » mortifera, quæ frangendo veficæ calculo adhibetur, cui præ- » fuerit vidi adhuc neminem, permultos quibus exitio illa » fuit ». *Vid. Lud. Duret, Comment. in Hippocr. coac. prænot. cap.* 22. *de Morbis veficæ. fect.* 5.

(†) « Lariffæ Theophorbi puer calculofam habebat veficam, » glutinofum quidpiam permeiebat, idque difficulter cùm » fævo dolore tum initio, tum faciens finem meiendi. Præ- » putium manibus confricabat. Hic cum bibiffet acerrimum » diureticum nihil in veficam feceffit, nihil e vefica exceffit : » vomuit autem multum puriforme & bilem. Ac tum hujuf- » modi altera tranfmittebat infra per alvum. Venter dolebat

Prefque tous les Anciens ont donc penfé que le feul moyen de foulager les malades dans ces circonftances, étoit l'extraction, quoiqu'elle fût dangereufe & trop fouvent funefte. *Sed anceps remedium melius quam nullum;* & en vérité, il y a eu des exemples innombrables de fes fuccès furprenans : néanmoins ces Anciens ont borné cette opération à la veffie feulement, vifcere où, pour l'ordinaire, on trouve les plus groffes concrétions de cette efpece.

On fçait cependant que dans les derniers fiecles la néphrotomie a été recommandée ; fans doute en conféquence du précepte d'HIPPOCRATE, qui, après avoir détaillé les

» admodum, & intus incendio conflagrabat : reliquum vero » corpus frigidius erat glacie. Omnibus membris captus eft, » nec voluit quicquam affumere. Huic magna erat ipfius alvi » exulceratio a forti nimium medicamento, vel pharmaco. Pe-» riit a potione tertium agens diem ». *HIPP. Lib. V. Epidem. interprete LUD. DURET, loco citato.*

différens moyens de foulager les malades attaqués de concrétions plâtreufes dans les reins,
confeille de faire une incifion pour vuider
le pus contenu dans un abfcès formé par une
trop grande quantité de fable ou de gravier
logés dans leur cavité, pourvu que l'exiftence d'un pareil dépôt foit d'abord bien évidemment déterminée par une tumeur ex-
terne (*).

Cette opération n'a pas feulement été recommandée, mais elle a été faite deux fois
avec un fuccès remarquable; une fois à Paris,
fous le regne de Charles VIII, dans un tems
où la Chirurgie Françoife n'étoit encore que
dans fon enfance, fur un malfaiteur, avec
un tel fuccès, que ce malheureux a vécu

(*) « Ubi vero intumuerit & extuberatit, fub hoc tempus
» juxta renem fecato, & extracto pure, arenam medicamentis
» urinam cientibus curato. Si enim fectus fuerit evadendi fpes
» eft, alioqui morbus hominem ad mortem ufque comitatur ».
Hipp. Oper. Foesio interprete, Ed. Genev. 1657. *p.* 539.

pluſieurs années après l'opération dans une parfaite ſanté.

Ce fait eſt arrivé cent ans avant que Rous-
set eut écrit ſur ce ſujet. Cet Auteur a fait tous ſes efforts pour encourager cette pra-
tique. Cette obſervation tirée d'un Hiſtorien François, eſt rapportée dans l'Hiſtoire de la Médecine par le Docteur Freind, qui ſemble approuver cette opération, quoiqu'il re-
connoiſſe qu'elle ſoit fort dangereuſe & très-
incertaine. Elle a été faite pour la ſeconde fois plus récemment à Padoue par Domini-
que Marchette ſur M. Hobson, Conſul Anglois à Veniſe : on en lit le détail dans les Tranſactions Philoſophiques, n° 223.

Quoi qu'il en ſoit, nous trouvons que de-
puis un tems très-conſidérable, on a fait différens eſſais pour diſſoudre les ſubſtances calculeuſes ; & que pour cet effet, les ſels alkalis fixes ont été regardés comme très-
efficaces.

Basile Valentin, fameux Chymiste dans le quinziéme siécle, a imaginé un remede contre la Goutte & la Gravelle, pour la préparation duquel il se servoit d'un sel alkali fixe, fait avec des sarmens coupés dans le commencement du mois de Mars, préférablement à tout autre alkali (*).

Sennert fait mention d'un remede lithontriptique très-estimé, & dont les gens de distinction faisoient beaucoup d'usage dans son tems. Ce remede consistoit en une once de sel de tartre dissout dans une pinte d'eau de persil, & teinte en jaune avec l'écorce d'orange (†).

Riviere, d'après Sennert, fait mention de ce remede (§).

(*) *Boerrhaav. Element. Chem. Tom. II. pag. 53.*
(†) *Sennert. Prax. med. cap. De calculo vesica.*
(§) *Riverii, Prax. med. cap. De calculo vesica.*

Néanmoins on ne faifoit que peu d'attention à ces obfervations, & l'opinion des Anciens avoit prefqu'univerfellement pris le deffus, lorfqu'enfin il n'y a pas longtems que le Parlement de la Grande-Bretagne accorda 5000 liv. fterl. à Mademoifelle JEANNE STEPHENS, pour avoir découvert & publié fes remédes lithontriptiques, fur l'efficacité defquels les Perfonnes qui avoient été appointées pour en juger, & pour faire des recherches à fon fujet, avoient donné un rapport très-favorable.

On a inféré dans le *Gentleman's Magazine*, pour le mois de Juin 1739, vol. 9, page 298, la maniere de préparer & d'adminiftrer ces remedes; mais comme la collection complette de ces Journaux eft fort rare, j'en tranfcrirai ici les articles.

« *Remedes donnés par moi* JEANNE STEPHENS
  » *pour la cure de la Pierre & de la Gravelle,*
  » *& détail particulier de la méthode que j'em-*
  » *ploie pour les préparer & les adminiſtrer.*

» Mes remedes ſont une poudre, une dé-
» coction, & des pilules.

» Ma poudre conſiſte en coquilles d'œufs
» & de limaçons, toutes deux calcinées.

» Je prépare ma décoction en faiſant bouil-
» lir, dans de l'eau, quelques plantes, avec
» une pâte faite avec du ſavon, du creſſon
» brûlé, & du miel.

» Mes pilules ſont compoſées d'eſcargots
» calcinés, de graines de carottes ſauvages,
» de bardane, de freſne, de ronce, & d'au-
» be-épine, le tout brûlé, de ſavon & de
» miel.

» *Préparation de ma Poudre.*

» Prenez des coquilles d'œufs de poule bien
» nétoyées & bien féches; brifez-les avec les
» mains, rempliffez-en légérement un creufet
» qui contienne environ trois pintes. Placez
» ce creufet fur le feu, & couvrez-le avec
» une brique. Enfuite entourez-le de char-
» bon, de maniere qu'il fe trouve au milieu
» d'un feu très-ardent, jufqu'à ce que les co-
» quilles foient calcinées, de couleur grife, &
» ayent acquifes un goût âcre de fel ; cette
» opération emploiera au moins huit heures.
» Après qu'elles auront été ainfi calcinées,
» mettez-les dans un vaiffeau de terre bien fec
» & bien propre ; affez grand pour qu'il en
» refte un quart de vuide, afin qu'il y ait affez
» de place pour permettre à ces coquilles de
» fe gonfler fans aller par-deffus les bords.
» Laiffez ce vaiffeau de terre, fans le couvrir,
» dans une chambre féche, l'efpace de deux
» mois, & pas davantage : pendant ce tems

» le goût âcre de ces coquilles s'adoucira, &
» ce qui fera fuffifamment calciné tombera en
» poudre affez fine pour paffer au travers d'un
» tamis de crin ordinaire, ce que l'on fera tout
» de fuite.

» Prenez, de la même maniere, des efcar-
» gots de jardin avec leurs coquilles, après les
» avoir nétoyés de leur terre, rempliffez-en un
» creufet de la même grandeur que le précé-
» dent ; couvrez-le, & placez-le au même feu
» que ci-devant, jufqu'à ce que les efcargots
» ne fument plus. Cette opération fera faite
» en une heure environ, & on prendra garde
» de les laiffer plus longtems au feu, on les
» retirera enfuite du creufet, & on les réduira
» immédiatement, dans un mortier, en pou-
» dre fine, qui doit être d'une couleur grife
» foncée.

» *Remarque.* Si l'on fe fert pour ces opéra-
» tions de charbon de terre, il fera à pro-
» pos,

» pos, afin que le feu foit plutôt allumé
» au fommet, de placer fur les briques
» qui couvriront les creufets, du char-
» bon qui ait été étouffé plutôt que de
» celui qui n'ait pas encore fervi.

» Ces poudres ayant été ainfi préparées,
» prenez les coquilles d'œufs pulvérifées de
» fix creufets, & les efcargots pulvérifés d'un
» feul creufet; mêlez le tout enfemble dans
» un mortier, & paffez-le au travers d'un
» tamis de crêpe. On doit mettre immédia-
» tement ce mêlange dans des bouteilles bien
» bouchées, & qu'on gardera pour l'ufage
» dans un endroit fec. J'avois coutume d'a-
» jouter à ce mêlange un peu de creffon brûlé
» & porphyrifé; mais ce n'étoit que dans la
» vue de déguifer le remede.

» On peut préparer dans tous les tems de
» l'année les coquilles d'œufs, mais il vaut
» mieux le faire pendant l'été. Les efcargots

» ne doivent être préparés qu'en Mai, Juin,
» Juillet & Août; & je crois qu'il vaut mieux
» le faire dans le premier de ces mois.

» *Préparation de ma Décoction.*

» Prenez quatre onces & demie du meilleur
» favon d'Alicante; battez-le dans un mortier
» avec une grande cuillerée de creffon réduit
» en charbon, & autant de miel qu'il en faudra
» pour donner au tout la confiftance d'une
» pâte, que l'on paîtrira en forme de boule.

» Prenez cette boule & des fleurs ou des
» feuilles vertes de camomille, des feuilles de
» fenouil, de perfil & de bardane, de chaque
» une once. Si vous ne pouvez pas avoir de
» ces plantes récentes, prenez la même quan-
» tité de leurs racines : mettez les herbes ou
» les racines en morceaux. Coupez la boule
» favonneufe par tranches, & faites bouillir
» le tout environ une demi-heure dans deux

» pintes d'eau; décantez la liqueur, & adou-
» ciſſez-la avec le miel.

» *Préparation de mes Pilules.*

» Meſurez une égale quantité d'eſcargots
» calcinés comme ci-deſſus, de graines de
» carottes ſauvages, de bardane, de freſne,
» de ronce & d'épine, le tout réduit en char-
» bon; ou, ce qui eſt la même choſe, brûlé
» juſqu'à ne plus donner de fumée ; mêlez
» le tout enſemble dans un mortier, & paſſez-
» le au travers d'un tamis de crêpe de ſoie :
» prenez alors une grande cuillerée de ce
» mêlange & quatre onces du meilleur ſavon
» d'Alicante; battez le tout dans un mortier
» avec autant de miel qu'il en faudra pour
» leur donner la conſiſtance propre à des pilu-
» les. Chaque once de la compoſition en fera
» ſoixante.

» *Maniere d'adminiſtrer ces remedes.*

» Lorſqu'il y a une pierre dans la veſſie ou
» dans les reins , on prendra par jour trois
» doſes de la poudre ; ſçavoir, une le matin
» après avoir déjeûné, une l'après-midi ſur
» les cinq ou ſix heures , & la troiſieme en
» ſe mettant au lit. La doſe ſera d'un gros ,
» *avoir du poids ,* ou cinquante-ſix grains, que
» l'on mêlera dans une grande taſſe de cidre ,
» de vin blanc ou de petit punch ; & l'on
» boira une chopine de la décoƈtion froide
» ou tiede après chaque doſe.

» Ces remedes cauſent ſouvent de la dou-
» leur dans le commencement : dans ce cas
» il eſt à propos de faire prendre un opiat
» au malade , & on le répétera auſſi ſouvent
» qu'il ſera néceſſaire.

» Si le malade eſt conſtipé pendant l'uſage
» de ces remedes , il prendra un peu d'élec-

» tuaire lénitif, ou quelqu'autre remede laxa-
» tif pour subvenir à cet accident ; mais rien
» de plus : car on doit avoir principalement
» attention pendant tout le tems de la cure
» à s'opposer au dévoiement, par lequel les
» remedes fortiroient du corps : si même le
» cas arrivoit, il seroit à propos d'augmenter
» la dose de la poudre, qui est astringente,
» ou de diminuer celle de la décoction, qui
» est laxative, ou enfin d'employer quel-
» qu'autre moyen convenable, selon l'avis
» des Médecins.

» Pendant qu'on fait usage de ces remedes,
» on doit s'abstenir de viandes salées, de vin
» rouge & de lait, boire peu & faire peu
» d'exercice ; afin que l'urine soit plus forte-
» ment imprégnée de ces remedes & plus
» long-tems retenue dans la vessie.

» Si l'estomac ne s'accommode point de
» la décoction, on prendra après chaque dose

» de poudre une sixieme partie de la boule
» savonneuse réduite en pilules.

» Lorsque le malade est âgé, d'une foible
» constitution, ou émacié par la perte de
» l'appétit ou par la douleur, la poudre d'es-
» cargots calcinés doit être en proportion
» plus grande qu'on ne l'a prescrit ci-dessus,
» & cette proportion doit augmenter selon
» les circonstances, jusqu'à ce qu'on mette
» partie égale des deux ingrédiens. On doit
» aussi diminuer la dose de la poudre & de
» la décoction pour les mêmes raisons : mais
» aussi-tôt que le malade sera en état, il se
» remettra aux proportions & aux quantités
» indiquées ci-dessus.

» Au lieu des feuilles & des racines pres-
» crites plus haut, j'en ai souvent employé
» d'autres, comme les mauves, les guimau-
» ves, la mille-feuille rouge & blanche, la
» dent de lion, le cresson d'eau & la racine

» de raifort fauvage ; je n'en fais même
» aucune différence.

» Voilà quelle eft ma maniere d'adminiftrer
» ma poudre & ma décoction. Quant aux
» pilules, elles fervent principalement dans
» les accès de gravelle accompagnés de dou-
» leurs de reins & de vomiffemens, & lorf-
» que les urines font fupprimées par quel-
» qu'embarras dans les ureteres. Dans ces
» cas, le malade doit prendre cinq pilules par
» heure, jour & nuit, quand il eft éveillé,
» jufqu'à ce que les douleurs aient ceffé. Ces
» pilules font encore bonnes pour empêcher
» la formation du gravier & des pierres dans
» les conftitutions fujettes à les engendrer,
» fi l'on en prend une dixaine ou une quin-
» zaine par jour ».

Du 16 Mai 1739.

Signé J. STEPHENS.

Je ne doute point que les Commiſſaires nommés pour examiner ces remedes n'aient eu des preuves ſuffiſantes pour juſtifier la maniere dont ils les ont recommandés ; mais les expériences qui ſe ſont faites depuis ont montré qu'ils ne rempliſſent pas ſi bien qu'on pourroit le ſouhaiter, le but pour lequel on les avoit imaginés. Ce n'eſt qu'un mêlange de ſavon, de ſubſtances alkalines mal préparées, & d'autres ingrédiens qui ſemblent plus propres à retarder qu'à augmenter leurs effets. Ils ſont ſi nauſéabonds & ſi peſans ſur l'eſtomac, devant ſur-tout être pris fréquemment & en grande quantité, qu'il faut avoir la plus grande réſolution pour continuer l'uſage de ces remedes le tems qu'il eſt néceſſaire ; & après tout, quoiqu'en pluſieurs occaſions ils aient réellement ſoulagé les malades, néanmoins il eſt arrivé beaucoup plus fréquemment qu'ils aient manqué, auſſi le Docteur JURIN a-t-il obſervé qu'un grand nombre de malades, après les avoir

pris pendant plufieurs mois fans aucun fuccès, fe font déterminés à fe faire tailler
plutôt que de continuer plus long-tems
un remede fi dégoûtant qui avoit généralement augmenté leurs douleurs, fans les
avoir débarraffés d'aucun fragment pierreux.

Mais quoique ces remedes aient été trouvé
peu propres à remplir leur objet, à raifon des
défauts ou inconvéniens expofés ci-deffus;
néanmoins il eft réfulté un bien de leur publicité; c'eft que plufieurs habiles Médecins
ou autres fe font plus attachés à cette matiere. Par leur grande affiduité à découvrir
la nature & les qualités des fubftances pierreufes, on a appris que les remedes internes
peuvent diffoudre des concrétions fi dures,
& que les fels & fubftances alkalis fixes ad-
miniftrés à propos & avec précaution en font
les diffolvants les plus efficaces.

Le feu Docteur DAVID HARTLEY, de Bath,

quoique particulierement attaché au remede de Mademoiſelle STEPHENS, connoiſſant néanmoins leur défaut, fit inſérer dans le *Gentleman's Magazine*, pour le mois de Février 1746, vol. 16, p. 77, un petit Mémoire intitulé, *Maniere de préparer & d'adminiſtrer les remedes de Mademoiſelle* STEPHENS, *pour la Pierre, ſous une forme ſolide*. Je vais tranſcrire ici pareillement ce Mémoire pour les raiſons qui m'ont fait tranſcrire le précédent.

« 1°. Prenez huit onces de ſavon d'Ali-
» cante ou de Caſtille, une once de chaux
» en poudre, & un gros de ſel de tartre;
» battez le ſavon avec la chaux & le ſel, &
» faites du tout une maſſe molle, en y ajou-
» tant l'eau qui ſera néceſſaire.

» 2°. Les poids dont on parle ici ſont
» ceux des Apothicaires ; mais toute autre
» perſonne pourra compoſer ce remede,
» pourvu qu'elle ait ſoin de conſerver la pro-

» portion des ingrédiens felon ce qu'on vient
» de dire ; fçavoir, de mettre huit fois plus
» de chaux que de fel, & huit fois plus de
» favon que de chaux.

» 3°. On pulvérifera la chaux que l'on def-
» tine à préparer le remede, foit en l'arrofant
» d'eau pendant quelques inftans, ou en la
» laiffant expofée à l'air pendant quelques
» jours. On paffera cette poudre à travers un
» tamis fin.

» 4°. La chaux qui eft faite avec la pierre
» à chaux eft plus forte que celle qui eft faite
» avec de la craie, les coquilles d'œufs, les
» huîtres, &c. Quoi qu'il en foit, cette der-
» niere chaux fuffira pour préparer le re-
» mede, pourvu qu'elle foit bien calcinée &
» nouvellement faite : au contraire, on affoi-
» blira la premiere efpece de chaux, en la
» laiffant expofée à l'air, ou en l'arrofant
» plufieurs fois avec de l'eau fraîche.

» 5°. La forte chaux a une qualité plus
» diſſolvante que la foible ; mais auſſi elle eſt
» plus propre à cauſer des irritations & des
» douleurs dans les voies urinaires. Le ſavon
» nouveau paroît être auſſi plus irritant &
» plus diſſolvant que le vieux.

» 6°. Le principal uſage du ſel de tartre eſt
» de conſerver la maſſe dans un état de mol-
» leſſe : cela eſt néceſſaire, afin que l'eſtomac
» puiſſe la digérer facilement, & que les in-
» teſtins puiſſent abſorber les parties efficaces
» à meſure qu'elle paſſe dans leur canal. Si
» donc par la ſuite du tems elle ſe ſéchoit &
» devenoit aſſez dure pour peſer ſur l'eſto-
» mac, ou pour paſſer par le canal inteſtinal
» ſans s'y diſſoudre, il ſeroit à propos de la
» battre de nouveau, & d'y ajouter encore
» un peu d'eau, & un peu de ſel de tartre.
» On peut remplir les mêmes vues en ſe ſer-
» vant d'une chaux plus foible, ou en met-
» tant une proportion moins grande de chaux
» plus forte.

» 7°. On ne doit pas préparer ce remede
» dans un mortier de cuivre ou de bronze,
» de peur qu'il ne corrode le métal, n'en
» reçoive une teinte dangereuſe, & n'occa-
» ſionne des envies de vomir & des vomiſ-
» ſemens.

» 8°. Voici la maniere d'adminiſtrer ce
» remede. Faites avec chaque once de la
» maſſe ſix rouleaux d'environ deux pouces
» de longueur, & un peu plus minces à cha-
» que extrémité. Les malades attaqués de
» la pierre dans les reins ou dans la veſſie,
» prendront depuis dix-huit juſqu'à vingt-
» quatre de ces rouleaux par jour, c'eſt-à-
» dire, depuis trois juſqu'à quatre onces de
» la maſſe. Pour opérer la diſſolution de la
» pierre, on ne peut pas compter ſur moins
» de trois onces par jour, & je n'ai pas d'ex-
» périence qui m'autoriſe à en conſeiller plus
» de quatre. On prendra trois, quatre ou
» cinq rouleaux à chaque doſe à l'heure que

» l'on voudra , selon que chaque malade
» trouvera son estomac plus disposé à les
» supporter.

» 9°. On placera sur la langue un de ces
» rouleaux selon sa longueur, on s'emplira la
» bouche d'eau, & en l'avalant, le rouleau
» glissera avec le liquide de maniere qu'on
» s'appercevra à peine de son passage.

» 10°. Si le malade fait usage pour sa bois-
» son ordinaire de lait ou d'eau de chaux pen-
» dant qu'il prendra ce remede, la cure en
» ira plus vîte ; mais en même-tems il souf-
» frira probablement plus d'irritation & plus
» de douleurs dans les voies urinaires ; c'est
» pourquoi je ne conseille pas cette boisson
» lorsque les douleurs sont déja considéra-
» bles. On fait l'eau de chaux en versant
» quatre pintes d'eau froide sur une livre de
» chaux ; on remue le tout, & après l'avoir
» laissé reposer deux ou trois heures, on le
» passe à travers un papier gris.

» 11°. Lorfque l'irritation & la douleur
» font violentes, & lorfque les malades font
» fujets à rendre du fang avec leurs urines,
» on doit préparer ces remedes avec de la
» chaux & du favon moins forts, & même
» diminuer la proportion de la chaux. On
» peut auffi fe difpenfer d'y mettre du fel de
» tartre, d'autant plus qu'alors la maffe eft
» moins fujette à fe deffécher. Mais il femble
» néceffaire de donner le remede en quantité
» raifonnable dans ces fortes de cas, de peur
» que l'ufage d'une moindre quantité ne dif-
» folve la pierre que partiellement, & n'y
» faffe des bords anguleux & coupans. On
» ajoutera encore qu'alors, fi la quantité du
» remede n'étoit pas affez grande, l'urine
» n'auroit pas affez de vertu pour détruire
» ces bords anguleux & les faire tomber par
» fragmens; mais au contraire, en les laiffant
» fubfifter, l'irritation, la douleur & le dan-
» ger fubfifteroient toujours. Pour la même
» raifon, il ne doit point y avoir d'inter-

» ruption dans le cours des remedes, jufqu'à
» ce qu'on ait rendu ces fragmens par les
» urines.

» 12°. Lorfqu'un malade ne peut pas ava-
» ler les rouleaux, ni prendre fous une autre
» forme la quantité mentionnée ci-deffus du
» remede, on peut en fa place lui prefcrire
» le fuivant. Mêlez partie égale de chaux en
» poudre & de fel de tartre; le malade pren-
» dra deux gros de ce mêlange trois ou qua-
» tre fois par jour dans une chopine de lait.

» Ce remede paroît avoir la même effica-
» cité que celui dont il a été fait mention ci-
» deffus; mais il eft plus propre à augmenter
» la douleur & l'irritation. On ne peut pas
» le prendre en quantité fuffifante dans un
» autre véhicule que le lait, autant que j'ai
» pu m'en affurer par l'expérience; & lorf-
» qu'on ne le prend point en quantité fuffi-
» fante, il m'a paru qu'il expofoit les malades

aux

» aux hafards mentionnés dans le dernier
» article à un degré plus confidérable que
» les remedes précédens. On ne doit mêler
» cette poudre avec le lait que quelques
» momens avant de la prendre, autrement
» elle acquerroit une grande acrimonie. On
» peut fe fervir, tant pour la compofition
» de ce remede, que pour la compofition
» du précédent, de potaffe purifiée par la
» folution, la filtration & l'évaporation, ou
» même de toute autre forte de fel alkali fixe
» en place de fel de tartre.

» 13°. Il fuffit de prendre chaque jour la
» fixieme ou la huitieme partie de l'un ou
» l'autre de ces remedes, pour prévenir la
» formation des pierres ou des graviers. Une
» once de favon pur ou une pinte de forte
» eau de chaux, prife par jour, peut auffi
» fuffire en général pour remplir les mêmes
» vues ; & l'on ne doit point craindre que
» ces remedes faffent le moindre tort à la

» fanté, quand on les continueroit pendant
» plufieurs années ; au contraire, le favon,
» la chaux & l'eau de chaux paroiffent con-
» venir à la plus grande partie des perfonnes
» âgées, & faire un excellent remede contre
» la goutte, les jauniffes & autres maladies
» des premieres voies, qui tirent leur origine
» des acidités qui s'y forment ou qui en font
» accompagnées. Le favon feul, à la quan-
» tité d'une demi-once ou d'une once par
» jour, eft très-utile dans le cas de confti-
» pation habituelle & de fuppreffion des re-
» gles, fur-tout s'il y a des douleurs ; il en eft
» de même d'une forte eau de chaux mêlée
» avec égale quantité de lait, & dont on
» peut fe fervir pour boiffon dans les dé-
» voiemens habituels. Je fuis de plus très-
» porté à croire qu'un régime compofé de
» pain, de lait & d'eau de chaux feule,
» fi on l'obfervoit exactement, & fi on le
» continuoit pendant un tems fuffifant, fe-
» roit de la plus grande utilité dans beau-

» coup de maladies scorbutiques & scro-
» phuleuses ».

Le 2 Novembre 1745.

D. HARTLEY.

Quel que soit le nouveau degré d'efficacité que ce Docteur paroisse avoir obtenu
en altérant ainsi & corrigeant ces remedes,
néanmoins les remarques suivantes prouve-
ront suffisamment qu'ils entraînent encore
après eux beaucoup de défauts & d'inconvéniens.

1°. Quoique suivant la prescription du
Docteur, les ingrédiens superflus & de peu
d'utilité qui entrent dans la composition du
remede de Mademoiselle STEPHENS aient
été entierement retranchés, néanmoins ceux
qui ont été substitués en leur place ont aussi
leurs imperfections. Ce n'est guères autre
chose que du savon de Castille, & encore

vicié par une huitieme partie de terre abforbante, telle que devient en partie la chaux lorfqu'elle eft détrempée comme il eft ordonné. Cela ne fuffit donc pas pour diffoudre les concrétions calculeufes, ou pour augmenter les bons effets du favon, que l'on peut regarder, vu fa grande quantité, comme ayant été eftimée par le Docteur pour la partie la plus importante de fa compofition.

2°. Il eft vrai qu'on doit y ajouter du fel de tartre ; mais en fi petite quantité, puifqu'il ne fait qu'un foixante-cinquieme de toute la maffe, & dans la vue feulement de conferver la molleffe du tout, qu'on n'en doit efpérer que très-peu d'utilité : cependant, comme réellement ce fel eft l'ingrédient le plus efficace du remede, comme il paroîtra ci-après, c'eft celui dont on auroit dû précifément augmenter la dofe. Cette feule particularité me fait voir clairement que ce Docteur n'étoit pas alors affez familiarifé avec son sujet : c'eſt pourquoi on ne fera pas étonné des inconféquences qui ſe rencontrent dans le reſte de ſon ordonnance.

3°. La quantité de cette maſſe qu'on ordonne de prendre, étant de trois ou quatre onces par jour, l'objection faite au reméde de Mademoiſelle Stephens quant à cet article, renaît dans toute ſa vigueur. Le Docteur même paroît en ſentir la force ; car il conſeille le mélange ſuivant aux perſonnes qui ne pourront avaler les rouleaux, ni prendre une quantité ſuffiſante du reméde ſous aucune autre forme. « Mêlez partie » égale de chaux & de ſel de tartre en pou- » dre, & prenez deux gros de ce mélange » dans une chopine de lait, trois ou quatre » fois par jour ».

4°. Comme partie égale de ſel de tartre ou d'autre ſel alkali fixe, & de chaux, eſt la proportion exacte que l'on demande de ces fubftances, fans aucune addition, pour faire la pierre à cautère, ou le cautère potentiel (*) dont il ne faut qu'une très-petite portion appliquée fur la peau pendant quelques heures, pour produire une efcharre très-profonde ; on n'eft pas peu furpris de voir l'alternative que propofe le Docteur. En effet, quoiqu'au moyen du lait dans lequel on noye ce mêlange, ces particules âcres foient féparées les unes des autres, & affoiblies par cette féparation, de maniere à ne pas produire immédiatement des effets fort actifs ; néanmoins quel danger ne doit-on pas appréhender de près d'une once de ce mêlange que l'on doit prendre chaque jour pendant un fi long tems.

On remarquera que le Docteur, immédiatement avant de prefcrire la poudre, paroît redouter l'ufage des remédes qui caufent beaucoup d'irritation, & beaucoup de dou-

____

(*) *Pharmacop. Edimburgenfis*, ed. 1756.

leur , & que pour éviter ces inconvéniens ,
il conseille de préparer son reméde avec de
la chaux & du savon fort doux , & même
avec moins de chaux que de coutume , &
point du tout de sel de tartre ; cependant il
avoue que la poudre qu'il substitue à ce reméde , seulement à une quantité suffisante
pour qu'elle soit efficace , est plus propre à
augmenter la douleur & l'irritation , & même
qu'elle est si âcre , qu'on n'en peut prendre
la quantité suffisante dans aucun autre véhicule que dans le lait , & encore qu'il faut
boire le tout peu de momens après que le
mêlange a été fait , de peur que son acrimonie augmente. Que doit-on penser de
tout cela ? Que le Docteur , sous ce rapport, est en contradiction avec lui-même , &
que par conséquent on ne doit ajouter à ces
remédes qu'un médiocre degré de confiance.

On regardera peut-être ces animadver-
sions comme trop sévéres ; mais comme j'ai

fouvent entendu parler, & que j'ai même
vu quelquefois de mauvais effets des fubftances âcres données en trop grande quantité,
je penfe qu'on ne peut trop recommander
de procéder lentement, & de commencer
d'abord par de petites quantités, en augmentant ou diminuant felon que les circonftances
& les fymptômes l'indiqueront : car ce qui
ne peut pas être opéré fur le champ par force,
peut quelquefois s'opérer avec le tems par
des méthodes beaucoup plus douces (*).

 » Le célébre Docteur Jurin, qui a été
» fort affligé de la gravelle pendant plufieurs
» années, étant enfin convaincu qu'il avoit
» une pierre dans la veffie, trop groffe pour
» en être délivré par les moyens ordinaires,
» commença à faire de férieufes attentions
» aux moyens qu'il pourroit employer pour

(*) *Quid magis eft faxo durum ? Quid mollius unda ?*
  Dura tamen molli faxa cavantur aqua.
       Ovid.

» éviter d'être taillé : il tourna ses idées du
» côté de la lessive avec laquelle on fait le
» savon, s'imaginant bien que la vertu du
» savon résidoit principalement dans cette
» lessive, & que l'addition de la quantité
» d'huile (*) ou de graisse nécessaire pour en
» faire le savon, diminuoit son efficacité à
» dissoudre la pierre, & de plus rendoit en-
» core ce remede plus dégoûtant & plus
» pésant sur l'estomac. Il fut confirmé dans
» cette opinion en réfléchissant sur les expé-
» riences faites par son célébre ami le Doc-
» teur HALES, auquel on doit tant pour les
» recherches qu'il a faites sur cette partie,
» & sur beaucoup d'autres. L'expérience sui-
» vante qui se rapprochoit plus des circons-
» tances où il se trouvoit, le détermina en-
» core plus que toutes les autres. Il mêla une

(*) On compte que dans le savon d'Alicante la quantité
d'huile qui entre dans sa composition, fait plus des deux tiers
de la masse. Voyez la Dissertation du Docteur ALSTON sur
la chaux & l'eau de chaux. *Edit.* 2e, *p.* 26.

» cuiller à thé de leſſive ſur deux onces
» d'eau de riviére, il fit infuſer à froid dans
» ce mêlange une pierre rouge & raboteuſe
» de la groſſeur d'un petit pois, qu'il avoit
» précédemment rendue, & elle fut diſſoute
» en deux jours.

» Voyant donc clairement par cette expé-
» rience la qualité ſupérieurement lithontrip-
» tique de la leſſive de ſavon, & ſçachant
» qu'elle avoit été priſe par différentes per-
» ſonnes ſans aucun inconvénient, il ſe déter-
» mina à en faire uſage : l'événement juſtifia
» ce qu'il en attendoit, car en perſévérant
» conſtamment dans l'uſage journalier de ce
» reméde pendant plus de ſix mois, avec la
» grace de Dieu, il ſe trouva parfaitement
» guéri.

» La leſſive dont il ſe ſervoit d'abord, étoit
» ce qu'on appelle ordinairement leſſive ca-
» pitale de ſavon ; mais dans la ſuite il em-

» ploya la leſſive de la premiere coulée qui
» eſt beaucoup plus forte. Cependant il s'ap-
» perçut que cette leſſive varioit conſidéra-
» blement quant à ſa force, & que quoiqu'il
» fût très-capable d'en juger à chaque nou-
» velle portion & d'en augmenter en conſé-
» quence, ou d'en diminuer la doſe, ſes ma-
» lades ne pouvoient en agir de même, ſur-
» tout ceux qu'il ne voyoit que rarement, ou
» même jamais depuis qu'il les avoit initiés
» dans la maniere de prendre ce remede. De
» plus, la leſſive de ſavon porte ſouvent avec
» elle un goût & une odeur ſi déſagréable,
» que peu de perſonnes peuvent la garder
» dans leur eſtomac ; elles ſont conſéquem-
» ment obligées d'en interrompre l'uſage.

» Ces conſidérations l'engagerent à eſſayer
» ſi l'on ne pourroit pas faire avec les mêmes
» ingrédiens, un reméde qui eût les mêmes
» vertus, ſans avoir les inconvéniens men-
» tionnés ci-deſſus. Il en vint à bout heureu-

» fement, après différens effais, avec l'aide
» de fon ami M. LITTLEBURY, Apothicaire;
» & depuis ce tems, il ne fit plus ufage pour
» lui & pour fes malades que de ce reméde,
» en place de la leffive ordinaire des favon-
» niers ».

Quoi qu'il en foit de cette préparation particuliere, il n'a pas jugé à propos de la
donner au Public, il a feulement annoncé
qu'on la trouveroit chez MM. LITTLEBURY
& LANGLEY, Apothicaires à Londres.

J'ai fouvent entendu blâmer cette précaution que le Docteur JURIN a prife, de
cacher la compofition de fon reméde, comme
un artifice infpiré par le defir de gagner
de l'argent; defir bien au-deffous de la di-
gnité de fon caractére: cependant comme
ces Apothicaires lui prêtoient leur fecours
pour préparer ce reméde; on doit l'excufer
de leur avoir donné cette récompenfe pour

la peine qu'ils prenoient. On peut dire encore que comme il avoit soin qu'il fût vendu à bon marché, la chopine ne se vendant que trente sols, les riches pouvoient s'en procurer très-aisément, & les pauvres pouvoient être secourus facilement par des personnes charitables, sans qu'il en coûtât beaucoup. On peut, de cette maniere, pallier le soin que le Docteur JURIN a pris de tenir son reméde secret.

Cependant comme les personnes qui sont fort éloignées pourroient souhaiter de le connoître pour l'avoir toujours près d'elles en cas de besoin, afin de les satisfaire autant que je pourrai, je vais présenter mes conjectures sur ce remede.

L'objection que le Docteur fait contre la lessive ordinaire des savonniers, n'est pas son défaut d'efficacité, mais son goût, son odeur désagréables, & la difficulté qu'il y a de l'avoir dans tous les tems du même degré de force. Je suppofe donc que fa lef-five eft une folution d'une quantité précife par poids de tartre dépuré de vin du Rhin, & de coquilles d'huîtres, ou de pétoncles, tous les deux récemment calcinés, le tartre jufqu'à ce qu'il ait acquis une couleur bleue pâle ; & les coquilles jufqu'à ce qu'elles foient parfaitement blanches , dans la même quantité proportionnée par mefure d'eau pure & légére.

Une leffive préparée de cette maniere, doit être toujours de force égale, & eft beau-coup plus aifée à prendre que la leffive des favonniers, fi on a foin de la garder dans des flacons bien bouchés, & qui ne don-nent point accès à l'air ; car le fel de tartre eft le plus pur de tous les autres fels alkalis dont les Savonniers faffent ufage, & je ne fçais pas s'ils font autant d'attention qu'ils le devroient à la calcination de leur chaux. Le

Docteur WHYTT obferve que lorfqu'on calcine des écailles d'huîtres ou de pétoncles, s'il refte quelqu'une de leurs parcelles de couleur bleuâtre qui ne foit pas bien calcinée, l'eau que l'on verfe deffus, acquiert un goût de fouffre très-défagréable (*). On peut donc attribuer à une calcination imparfaite, le goût & l'odeur nauféabonds fi communs à leur leffive, & je penfe qu'on y obviera en grande partie, fi on fait ufage de la préparation que je vais prefcrire.

La difficulté eft de s'affurer des proportions exactes de ces différens ingrédiens, dont le Docteur faifoit ufage en préparant fa leffive ; néanmoins, je penfe qu'on pourra en approcher de bien près par la méthode fuivante.

Le remede du Docteur eft une leffive

(*) Effai du Docteur WHYTT fur la vertu de l'eau de chaux & du favon contre la pierre. *Edit.* 3ᵉ, *p.* 31 *&* 32.

tranſparente, d'une couleur pâle, & qui dépoſe un ſédiment blanc & calcaire. Premie-
rement, peſez-en une certaine quantité, par
exemple, une pinte, enſuite filtrez la liqueur, faites ſécher, & peſez le ſédiment.
De cette maniere, vous aurez à peu de choſe
près la quantité de chaux contenue dans
cette compoſition : après cela, faites évaporer ce qui reſte de la liqueur filtrée, juſqu'à ſiccité, & peſez le réſidu, ce qui, de
la même maniere, indique la proportion du
ſel alkali. Enſuite ſouſtrayez le poids des deux
derniers ingrédiens de la premiere quantité,
& le reſte fera la proportion de l'eau dans
laquelle aura été fait le mêlange.

Si après tout cela les calculs ne vous paroiſſent pas exacts, je vous dirai ſeulement
qu'il faut faire encore une grande attention
à la force, ou à l'acrimonie alkaline de ce
remede, & ainſi de tous les autres de cette
eſpece, puiſque c'eſt préciſément en ce point
que

que réfide leur vertu lithontriptique. Ces connoiffances donneront donc le moyen de régler l'adminiftration de ces fubftances, & j'ai déja montré tout-à-l'heure comment on pourra les obtenir.

» Le Docteur a commencé l'ufage de » cette leffive par des dofes très-petites, » il n'en prit d'abord que vingt gouttes deux » fois par jour ; mais en augmentant peu- » à-peu, il pût en fupporter depuis une » once jufqu'à une once & demie, dans le » même efpace de tems. C'eft pourquoi il » ordonnoit généralement à ceux qui vou- » loient fe délivrer d'une pierre d'une grof- » feur affez confidérable, ou d'une grande » quantité de graviers, de prendre par jour, » en trois ou quatre dofes, une once ou » environ de cette leffive, commençant » par un gros, trois fois par jour, & aug- » mentant peu-à-peu ; enfuite il penfoit » qu'un tiers d'once en vingt-quatre heures

» fuffifoit pour prévenir la formation des
» graviers ».

Son régime étoit de s'abſtenir généralement de tout ce qu'il ſoupçonnoit capable
de diminuer l'efficacité de ſon reméde, &
comme ſa nature étoit fort alkaline, il s'in-
terdifoit l'uſage du vinaigre, des fruits, &
des vins auſteres.

La raiſon pour laquelle il ne ſéparoit pas
la partie claire de ſa leſſive du ſédiment,
étoit probablement qu'il ſuppoſoit que cela
pouvoit le conſerver plus longtems dans ſon
premier état d'alkali. En effet, les particules
actives de la chaux étant une fois diſſoutes,
le reſte devenoit en partie une terre abſor-
bante capable en conſéquence d'abſorber,
& de rendre ſans effet les particules acides
de l'air qui, comme je l'ai obſervé ci-deſ-
fus, affoibliſſent ou altérent autrement les
ſubſtances alkalines; ou peut-être en pre-

nant la leffive épaiffe & trouble, & ordon-
nant à fes malades de faire de même, il
penfoit qu'en cas qu'il fe rencontrât des acides dans les premieres voies, ils pourroient
être émouffés & abforbés par les parties terreufes de la chaux, ce qui troubleroit d'autant moins l'action des alkalis, dont fa leffive
étoit compofée.

» Il recommandoit avec confiance ce re-
» mede dans le cas de gravelle; n'ayant ja-
» mais manqué de fuccès dans ces circonf-
» tances, à ce qu'il eût appris. Dans le cas
» de pierre dans la veffie, il reconnoiffoit
» que ce remede n'étoit pas également cer-
» tain ; mais il penfoit qu'on pouvoit au
» moins compter que tant que le malade
» prendroit une quantité fuffifante de ce re-
» mede, la pierre ne groffiroit jamais, & qu'il
» ne s'en engendreroit point de nouvelles.

» Il étoit fi certain du fervice qu'il rendoit

» à l'humanité, qu'il defiroit qu'après fa mort
» on ne fe reffouvint de lui qu'à caufe de la
» peine qu'il avoit prife à introduire la pra-
» tique de l'Inoculation, & l'ufage de cette
» leffive ».

Quoique ce Docteur ne fût pas le premier
qui eût fait ufage de la leffive des favonniers contre la gravelle & la pierre, néanmoins comme il a été le premier qui ait
enfeigné la maniere de donner ce remede en
auffi grande quantité, c'eft lui qui doit avoir
le mérite du fuccès de cette méthode ; &
conféquemment on doit fe reffouvenir avec
reconnoiffance de fon nom.

Pour ce qui concerne davantage ce fujet,
le régime qu'il obfervoit pendant qu'il prenoit la leffive, les obfervations qu'il a faites
de tems en tems quant aux effets de ce remede fur lui-même, & les conféquences qu'il
en a déduites ; je renverrai à l'hiftoire de fa

propre maladie écrite par lui-même, dans laquelle on trouve tout ce qui a rapport à la maniere de prendre cette leſſive pour diſ-foudre les graviers & la pierre ; & imprimée pour inſtruire & diriger ceux qui veulent prendre ce remede. C'eſt de cette hiſtoire que j'ai tiré ce que j'ai dit plus haut.

Le ſavant Profeſſeur WHYTT , Médecin d'Edimbourg, dans ſes Eſſais ſur les vertus de l'eau de chaux & du ſavon pour la cure de la pierre, penſe que la vertu lithontrip-tique du ſavon eſt due principalement à la chaux qui, avec l'huile & les ſels alkalis fixes, conſtituent toute ſa compoſition.

Ce Docteur, à ce qu'il paroit, a été en-traîné dans cette opinion , après avoir lu les expériences ingénieuſes publiées par le Doc-teur HALES, en 1741, ſur les remedes de Mademoiſelle STEPHENS ; parce que d'après ces expériences, il paroît que le ſavon ne doit fa vertu, ni à la potaffe, ni à l'huile, mais entierement à la chaux : & comme les autres ingrédiens y entrent dans une plus grande proportion, c'eft pour cela qu'il croyoit qu'on obtiendroit les plus grands fuccès en prenant une grande quantité d'eau de chaux, aidée de l'ufage du favon.

Il fut enfuite confirmé dans cette opinion par les bons & prompts fuccès de l'eau de chaux fur la perfonne de M. DAVID MILLAR, qui, après avoir pris le favon pendant cinq mois, fans aucun fuccès fenfible, prit, par fon avis, une grande quantité d'eau de chaux avec le favon, & fût guéri en très-peu de jours, de fymptômes fort incommodes, fort douloureux, & fort dangereux dont il étoit attaqué avant. Le même malade ayant fuivi le même traitement pendant quatre mois, rendit deux fragmens de pierre affez gros, & continua à fe bien porter & à ne plus reffentir de fymptômes de

la pierre, fans prendre aucun remede de quelque efpéce qu'il fût, depuis le commencement de l'année 1742, (tems où ce Docteur écrivoit cette obfervation,) jufqu'au
mois de Juin 1751, où il mourut.

Ce Doêteur penfe, en conféquence, qu'on
ne peut point douter que la pierre qui tourmentoit fi fort le malade, n'ait été chaffée
du corps par la boiffon journaliere de trois
pintes d'eau de chaux qu'il prenoit avec une
once & demie de favon.

Il faut avouer que cette obfervation étoit
affez propre à juftifier les conféquences que
le Doêteur WHYTT en tiroit. Mais c'eft le
feul exemple qu'il ait donné d'un foulagement fi fubit, & d'une guérifon parfaite obtenue par l'eau de chaux, aidée du favon ;
tandis que les obfervations qu'on a faites depuis, ont fuffifamment prouvé que la leffive de favon étoit encore plus efficace,

puifque dans beaucoup de cas, elle a foulagé très-promptement, non-feulement fans l'aide de l'eau de chaux & de favon, mais même après que les malades avoient fait ufage de ces deux remedes pendant très-longtems, & en grande quantité, fans fuccès. J'ai rencontré quelques cas de cette nature dans ma pratique, & il y en a tant d'autres fi bien connus & atteftés par les obfervateurs, qu'il eft inutile de les citer, au moins à préfent.

C'eft pourquoi une conviction à laquelle je ne puis réfifter, m'oblige d'être en ce point, d'un avis différent de celui de ce favant Profeffeur, & j'avouerai qu'il a lui-même fort contribué à m'affermir dans mon opinion. En effet, parmi les expériences nombreufes qu'il a faites & communiquées pour prouver que l'eau de chaux eft fupérieure au favon, & aux fels alkalis fixes, pour diffoudre les concrétions calculeufes qu'on y fait tremper, il y en a qui démontrent clairement la supériorité de la leſſive des ſavonniers (*).

Puiſqu'il regarde ces diſſolvans donnés intérieurement comme plus efficaces, à proportion que leur qualité eſt ſupérieure comme menſtrue ; on peut donc croire, d'après ſa propre ſuppoſition, que la leſſive des ſavonniers doit être un remede ſur lequel il y a plus à compter.

Et ſi en même-tems on ajoute les expériences ſuivantes, la ſupériorité de la leſſive des ſavonniers ſera encore bien plus confirmée.

On ſe reſſouviendra que ſelon l'expérience du Docteur JURIN, une cuillerée à caffé de leſſive des ſavonniers, mêlée avec deux cuil-

(*) Voyez ſes Expériences. *Edit.* 3ᵉ, *p.* 92, 93, 94, 95 & 96.

lerées à bouche d'eau de riviere, a diſſout une pierre rouge, raboteuſe, de la groſſeur d'un petit pois, en deux jours ſans l'aide de la chaleur ; voici celles que j'ai faites de plus.

1°. J'ai mis un fragment de pierre compact & dur, peſant huit grains, dans une once de ſel de tartre récemment & bien calciné ; j'ai verſé enſuite trois onces d'eau de pluie bouillante ſur le tout ; & je l'ai laiſſé infuſer devant le feu, à un degré de chaleur modéré dans un petit pot couvert avec du papier : l'ayant examiné au bout de vingt-quatre heures, je n'ai pas apperçu le moindre ſigne de ſolution.

2°. J'ai répété cette expérience avec un fragment de la même pierre peſant dix grains, & une once de chaux de coquilles d'huîtres bien & récemment calcinées. Au bout de vingt-quatre heures d'infuſion, je ne trouvai

aucun figne de folution ; le fragment pierreux étoit feulement devenu un peu gras au
toucher , & fa couleur, de brune qu'elle
étoit auparavant, étoit devenue un peu plus
blanche.

3°. J'opérai de la même maniere fur un
fragment du même calcul, pefant neuf grains,
dans une demi-once de fel de tartre & autant de chaux, & au bout de dix heures
d'infufion , je trouvai que le tout étoit diffout.

4°. Je répétai l'expérience avec un fragment du même calcul, pefant quatorze grains,
dans fix gros de chaux, & trois gros de fel
de tartre : & après une infufion de vingt-
quatre heures, je le trouvai tout-à-fait diffout à la réferve d'un demi-grain.

5°. Un fragment du même calcul, pefant
quatorze grains , dans fix gros de fel de tar-

tre, & trois gros de chaux, après une infufion de douze heures, fût trouvé tout-à-fait
diffous.

6°. Je fis tremper un fragment du même
calcul, péfant cinq grains, dans quatre onces d'eau de chaux bouillante ; & après une
infufion de vingt-quatre heures, je trouvai
qu'il n'avoit rien perdu de fon poids, mais
qu'il étoit feulement devenu d'une couleur
plus légere.

J'avois préparé cette eau de chaux en
verfant une pinte d'eau de pluie bouillante,
fur quatre onces de chaux d'écailles d'huîtres.

7°. Je mêlai un fragment de la même
pierre, pefant dix grains, dans fix onces d'une
folution froide de potaffe de Ruffie que j'a-
vois obtenue, en l'ayant laiffé expofée à un
air humide ; & après une infufion de trois
jours, je ne trouvai pas la moindre appa-

rence de diffolution, pas même la couleur du calcul changée.

Ces expériences prouvent qu'on ne peut obtenir une prompte folution des concrétions calculeufes, que par la combinaifon des fels alkalis fixes, & de la chaux; que chacune de ces fubftances féparément, eft fort éloignée de produire un effet fi prompt; & que par conféquent la leffive des favonniers eft le menftrue préférable (1).

(1) En répétant les expériences du Docteur BLACKRIE fur la vertu lithontriptique de la leffive des favonniers, on eft tenté de croire qu'elle ne diffout la pierre, que parce qu'elle diffout le mucus qui lioit fes parties conftituantes.

Si l'on jette un petit fragment de calcul humain dans cette leffive, on remarque qu'au bout de deux heures ou environ, ce fragment de pierre devient gras au toucher : au bout d'environ deux autres heures, fa furface devient glaireufe, & il commence à fe dépofer au fond du vafe un nuage de nature muqueufe. Enfin lorfque le calcul eft tout-à-fait diffous, ce qui eft au fond du vafe reffemble beaucoup à un de ces crachats d'afthmatique. C'eft une matiere glaireufe dans laquelle on apperçoit beaucoup de petites particules terreufes fembla-

Les expériences du Docteur ont montré,
il est vrai, une qualité dissolvante qui existe

bles à de la craie. C'est sans doute parce que la dissolution de
la pierre dans la vessie s'opere de la même maniere, que les
malades qui font usage de ces remedes savonneux, rendent
avec leurs urines beaucoup de boues. C'est aussi ce qui me fait
croire qu'on pourroit-dissoudre la pierre dans la vessie en
beaucoup moins de tems, si au bout de quelques semaines
d'usage de ces remedes lithontriptiques, on faisoit de tems
en tems des injections d'eau pure dans la vessie des malades
qui les prennent. Ces injections, en lavant la pierre qui est
dans la vessie, la dépouilleroient de cette surface glaireuse,
qui, je crois, retarde toujours un peu l'activité du menstrue.
Elles seroient encore plus efficaces, si on les faisoit avec une
algalie pareille à celle que M. HALES a imaginée pour faire
sa sixieme expérience sur la pierre, (*Statical Essays contai-
ning hœmastaticks, &c. vol. II*, 1733, *p.* 312.) qui étant di-
visée en deux, selon sa longueur, permet à l'injection de sortir
d'un côté pendant qu'on la pousse de l'autre; ce qui fait que
sans incommoder le malade, on peut lui injecter plusieurs
pintes d'eau, & instituer dans sa vessie un courant.

La maniere dont il m'a semblé que la lessive des savonniers
agissoit sur le calcul, en dissolvant la mucosité qui sert de
lien aux parties terreuses dont il est constitué, m'a donné
l'idée de voir quelle seroit son action sur des noyaux de fruit,
que je regarde comme étant de la même nature dans le regne

a un point confidérable dans l'eau de chaux,
& que les écailles d'huîtres ou de pétoncles
calcinées, donnent une chaux qui a plus
d'effet que celle qui eft préparée avec la
pierre : je crois cependant que cela ne vient
pas d'une qualité inhérente aux coquilles en
elles-mêmes, mais de ce que leur texture
n'étant pas fi compacte, ni fi ferme que celle

végétal que la pierre dans le regne animal. J'ai jetté dans cette
leffive des moitiés de noyaux de pêches & de prunes, & je les
y ai laiffé infufer une quinzaine de jours, au bout defquels mes
fragmens de noyaux de prunes fe font trouvés ramollis, tranfparens & à-peu-près comme de la corne ; ceux de pêches font
auffi devenus un peu tranfparens & de nature à pouvoir être
caffés avec peu d'efforts.

Ce qui m'a furpris, c'eft qu'ayant jetté dans la même leffive
des petites pierres qui avoient été crachées par un de mes malades, & qui venoient de fa poitrine, cette liqueur ne m'a
paru avoir abfolument aucune action. fur elles. Ces mêmes
pierres, que je puis appeller *pulmonaires*, n'ont point été
non plus attaquées par aucun acide, foit minéral, foit végétal.
Comment fe forment-elles dans le poumon? De quelle nature
font-elles ? Quels font les moyens propres à en détruire la
fource?... Voilà deux exemples de pareille maladie que je
rencontre dans ma pratique.

de la pierre, elles font conféquemment non-
feulement plus aifées à être intimement calcinées, mais auffi plus promptement, &
qu'elles font propres à recevoir & à retenir
une plus grande quantité de particules ignées
auxquelles feules, felon mon avis, on doit
attribuer leur qualité diffolvante.

Les fels fixes lixiviels & la chaux font
des fubftances alkalines qui fe reffemblent
fous beaucoup de rapports, étant toutes deux
les produits du feu ; mais il eft fort remarquable qu'en les mêlant enfemble, elles acquierent un degré plus confidérable d'acrimonie alkaline qu'aucune de ces fubftances, prife
féparément, ne pourroit produire, comme
je l'ai déja dit. C'eft à cette acrimonie plus
confidérable, comme le Doƈteur l'a prouvé
par les expériences ci-deffus rapportées, qu'on
doit attribuer la promptitude plus grande
avec laquelle les fubftances calculeufes font
diffoutes par ce mêlange. Comme par ces mêmes

mes expériences, il a démontré évidemment que la leſſive des ſavonniers poſſéde une qualité diſſolvante ſupérieure à celle de la chaux & du ſavon ; je ſuis bien ſurpris qu'il prétende que les ſels alkalis fixes n'entrent pour rien dans la vertu diſſolvante du ſavon, puiſque mêlés avec de la chaux à parties égales, & diſſous dans l'eau, ils font la leſſive des ſavonniers (*). J'en ſuis d'autant plus ſurpris, que lui-même, par une de ſes expériences, a accordé au moins quelques qualités lithontriptiques, même à une ſolution foible de potaſſe dans l'eau. Et quand on conſidere que ſelon ſon propre aveu, la quantité de ces ſels excede de beaucoup celle de la chaux dans la compoſition du ſavon, & même ſi prodigieuſement, qu'il eſt douteux qu'il entre du tout de la chaux dans le ſavon d'Alicante, qui eſt le ſeul qu'on ordonne pour l'uſage intérieur (†), & que j'ai prouvé par

(*) Voyez le Diſpenſaire de Londres.

(†) Diſſertation du Docteur ALSTON, ſur la Chaux, p. 19.

l'expérience cinquiéme, que les subſtances pierreuſes ſont plus promptement diſſoutes par un mêlange dans lequel les ſels alkalis fixes excédent la quantité de la chaux d'un tiers ; ſa prétention ſemble encore plus extraordinaire.

Une Dame de grande diſtinᴄtion m'a dit qu'elle avoit appris d'une Dame d'Irlande de grande qualité, de ſes amies, que M. Welsh, un Eccléſiaſtique de ce Royaume, avoit obtenu de grands ſuccès dans le cas de pierre ou de gravelle, en donnant, dans une pinte d'eau de veau, deux fois par jour, deux heures avant déjeuner, & le ſoir en allant ſe coucher, une cuillerée & demie à caffé d'une forte leſſive faite ſeulement avec les cendres de Ruſſie, ou de Flandre, ſi l'on peut en avoir ; ſinon avec celle du Varech, qu'on jette dans une ſuffiſante quantité d'eau bouillante. On laiſſe bouillir le tout quelque-tems, on le laiſſe repoſer, & on décante la leſſive qui ſurnage, & qui doit être à ce qu'il dit, auſſi forte qu'il eſt poſſible. Si les ſymptômes ſont fâcheux, il fait prendre la même quantité de leſſive, & de la même maniere avant dîner. Il ordonne à ſes malades, pendant qu'ils prennent ce remede, de ne ſouper qu'avec du bouillon, & à dîner, de ne boire que du Rum & de l'eau, & d'éviter toute nourriture acide ou ſalée.

De cette obſervation, je penſe qu'on peut raiſonnablement conclure que la vertu lithontriptique des ſels alkalis fixes, même ſans l'aſſiſtance de la chaux, eſt évidente; & que par conſéquent leur excluſion eſt tout-à-fait inſoutenable.

Quant à l'huile qui fait le troiſiéme & le plus conſidérable ingrédient dans la compoſition du ſavon, elle eſt ſi éloignée d'entrer pour rien dans ſa vertu lithontriptique, qu'au contraire, je penſe qu'elle tend plutôt à

contre-balancer celle des deux autres. **En**
effet, fi on veut me permettre l'expreffion,
on peut regarder l'huile comme une leffive
folide fervant de ciment propre à unir enfemble les particules calcaires de nos alimens, qui en faifant fédiment, conftituent
la plus grande partie des concrétions que
l'on trouve dans les organes fécrétoires &
excrétoires de l'urine.

On fe convaincra aifément que cela eft
vrai, en faifant l'expérience facile de calciner
un os jufqu'à ce qu'il foit réduit en terre
morte. Si l'on ne touche point à cet os, il
gardera fa premiere forme; ce qui prouve fûre-
ment que la terre entre dans fa compofition
en plus grande quantité que toute autre fubftance : l'os ainfi dépouillé de ces principes
agglutinatifs, deviendra fi friable qu'il tombera en pouffiere & en cendre pour peu
qu'on y touche. Si vous l'arrofez d'une quantité fuffifante d'huile, vous lui rendrez une

aſſez grande ténacité pour pouvoir le prendre & le manier librement ſans le caſſer.

Le Docteur ALEXANDRE MONRO (*), en
faiſant l'énumération des uſages de la moëlle,
a prouvé évidemment que l'huile contribue
à la ſolidité des os, en les empêchant d'être
trop friables.

La leſſive des ſavonniers n'étant point
chargée de cette huile propre à retarder ſon
opération, je penſe que cela ſeul ſuffit pour
la faire regarder non-ſeulement comme le
plus puiſſant menſtrue ; mais encore pour la
recommander comme un remede plus efficace que tous les autres. Pour la même raiſon, on peut la regarder comme un lithontriptique *ſolutis principiis*, phraſe dont ſe
ſert le Docteur HUXHAM, lorſqu'il préfere le
vin antimonial à toutes les préparations d'antimoine (†).

(*) Anatomie des os, 4ᵉ *Edit.* p. 20, 21.
(†) Obſervations ſur l'Antimoine, p. 67.

F 3

Mais ce n'eſt pas là le ſeul avantage que poſſede la leſſive des ſavonniers par préférence au ſavon, & même, il faut le dire, à toutes les ſubſtances alkalines découvertes juſqu'à ce jour, pour les raiſons ci-deſſus développées, il en faut une moindre quantité, que l'on peut par conſéquent délayer dans une quantité convenable de quelque véhicule doux, pour empêcher l'irritation douloureuſe qu'elle pourroit produire en l'avalant; & de cette façon, le goût déſagréable & nauſéabond ſi commun à ces ſortes de ſubſtances, aura peine à s'appercevoir, pendant que le ſavon, ſous une forme ſoit ſolide, ſoit liquide, doit être pris en très-grande quantité, avant qu'on puiſſe en attendre aucun ſuccès ; & avec le tems, devient très-dégoûtant pour ceux mêmes qui ſont le moins faciles à dégoûter, s'il ne leur devient pas autrement nuiſible : car l'huile ayant bouilli fort long-tems pour faire, avec les autres ingrédiens, un tout ſolide, & conſtituer le favon, doit devenir fort rance, fort âcre, & par conféquent extrêmement dangereufe dans plufieurs circonftances.

Si l'on veut en fçavoir davantage fur les conféquences fâcheufes qui peuvent réfulter de l'exiftence d'une trop grande quantité d'huile rance dans l'économie animale, de quelque caufe qu'elle provienne, je renverrai à ce que le Docteur Monro a dit fur ce fujet dans l'endroit que j'ai déja cité.

Ayant ainfi fuffifamment prouvé que la leffive des favonniers confidérée foit comme menftrue, foit comme remede, a une qualité diffolvante fupérieure à celle de l'eau de chaux & du favon, foit conjointement, foit féparément, & confidérant en même tems que plufieurs perfonnes qui ont pris une très-grande quantité de favon & d'eau de chaux, non-feulement pendant des mois, mais pendant des années fans aucun fuccès, ont

été très - promptement délivrées de plufieurs de leurs douleurs en prenant enfuite
la leffive des favonniers; ce dont je donnerai
des exemples dans la fuite de cet Effai; &
que quoiqu'on ait fait un grand fonds fur
l'eau de chaux, néanmoins on doit fe reffouvenir que M. Millar avoit pris plus de
fept livres de favon avant que de commencer
à y joindre l'eau de chaux, depuis le mois
de Mai jufqu'à la fin de Septembre, & qu'il
a continué encore à prendre une once &
demie de favon par jour depuis ce tems; je
penfe qu'on peut conclure avec raifon que
c'eft le favon qui a préparé les bons effets
obfervés dans la fuite de cette maladie. Le
Docteur Whytt confirme lui-même cette
conclufion, lorfqu'il donne un exemple remarquable d'une pierre complettement dif-
foute dans la veffie par le feul ufage du favon,
en la perfonne de M. Matthieu Simson (*).

Dans la derniere obfervation que rapporte

(*) Effais, *p.* 190.

le même Docteur, on trouva l'ufage du favon fi néceffaire, que les fymptômes douloureux revenoient lorfqu'on en difconti-
nuoit l'ufage, quoiqu'on continuât celui de
l'eau de chaux ; & ce Médecin a été obligé
d'avouer qu'il y a des pierres qui cedent au
favon fans donner prife à l'eau de chaux :
mais comme aucune de mes expériences ne
m'a prouvé qu'il y eût des pierres qui ne
fuffent pas très-promptement diffoutes par
la leffive des favonniers, je ne puis m'empêcher de donner la préférence à cette leffive, non-feulement comme à un lithontriptique plus efficace, mais auffi moins dégoûtant & plus fûr, fi on en fait ufage avec
prudence.

Au refte, comme ce célebre Médecin,
par un principe de bienveillance, a pris
toutes les peines poffibles pour inftruire &
diriger ceux qui font obligés de faire ufage
de ces fubftances, & pour montrer quel

régime ils doivent obferver, felon les différentes circonftances, il mérite certainement
les plus grands éloges.

C'eft maintenant une opinion fi générale,
que les fels & fubftances alkalines poffédent
une qualité diffolvante fort efficace, qu'on
les donne par-tout pour la gravelle & la
pierre ; & il faut avouer auffi que ce font
les fuccès qu'ils ont eu en beaucoup d'occa-
fions qui l'a établie en grande partie.

Nonobftant cela, comme on a fait néanmoins beaucoup d'objections contre leur
ufage ; il eft néceffaire d'y répondre avant
d'aller plus loin.

On objecte d'abord qu'une grande quantité de remedes fi âcres, telle qu'elle eft
ordonnée & qu'elle eft réellement néceffaire
pour opérer la diffolution des calculs qui fe
forment dans les reins & dans la veffie, fur-

tout lorfqu'ils font d'une certaine groffeur,
peut, avec le tems, produire au moins quelques-uns des fymptômes dangereux dont
parle BOERHAAVE aux Aphorifmes 85 & 86,
comme étant les effets d'une acrimonie alkaline (*).

Il eft très-raifonnable de croire qu'un excès
d'acrimonie alkaline dans l'économie animale
doit produire des conféquences fort fâcheufes; cependant l'expérience a prouvé dans
bien des cas, que les malades qui avoient
pris en grande quantité des alkalis pour la
pierre & la gravelle, loin d'en être incom-
modés, avoient au contraire été guéris d'autres incommodités auxquelles ils étoient
fujets.

En particulier, le Docteur WHYTT a fait
mention de cette circonftance dans plufieurs

(*) Voyez les Commentaires du célebre Baron VAN-
SWIETTEN, fur ces Aphorifmes.

des obſervations qu'il a rapportées, entre leſ-
quelles on remarque principalement celle du
feu Lord Walpole. Ce Seigneur buvoit trois
pintes Angloiſes d'eau de chaux, & avaloit
ordinairement une once de ſavon par jour,
ce qu'il fit depuis le mois de Juillet 1748,
juſqu'au commencement de l'année 1757,
excepté pendant deux mois environ, qu'il
ne prit qu'une pinte d'eau de chaux & le
tiers d'une once de ſavon par jour. Par ces
moyens, non-ſeulement il fut ſoulagé des
ſymptômes douloureux de la pierre; mais
encore ſa ſanté fut beaucoup améliorée à
d'autres égards. Il continua de jouir juſqu'à
la fin de 1756, d'un bon appétit, d'un air
de ſanté & d'un degré de force peu commun à ſon âge; il étoit alors dans ſa ſoixante-
dix-huitieme année. A cette époque, il fut
attaqué de ſa derniere maladie, qui fut une
fiévre lente, qui abattit beaucoup ſes forces;
mais qui n'avoit aucun rapport avec la pierre.
On l'ouvrit après ſa mort, qui arriva quel-

ques mois après, & l'on trouva tous les vifceres employés à la fécrétion & l'excrétion
de l'urine dans l'état le plus fain poffible,
excepté que les tuniques de la veffie paroif-
foient être un peu plus épaiffes qu'à l'ordinaire, & qu'on trouva trois petites pierres,
dont deux dans la veffie & une très-petite
au paffage. Tous les autres vifceres de l'ab-
domen, qui feul fut ouvert, furent trouvés
auffi dans un état très-fain, excepté la véficule du fiel, qui étoit pleine de pierres ; ce
qui indique que les fubftances alkalines font
plus particulierement propres à diffoudre les
concrétions qui font dans les voies urinaires,
que celles qui fe forment dans la véficule du
fiel. Le Docteur WHYTT n'en eft point furpris, ayant obfervé que le favon & l'eau de
chaux, qui diffolvent les premieres hors du
corps, ne font pas la moindre impreffion fur
les dernieres.

Le Docteur DE HAEN, Profeffeur de

Médecine à Vienne , a rapporté une. autre obfervation' qui a beaucoup de rapport à ce fujet (*) : c'eft celle d'un Cordonnier , qui après avoir été , fi jamais il y en eût , martyr de la pierre dans la veffie, ayant été.admis pour cette maladie à l'Hôpital , prit depuis le mois de Novembre 1756 , jufqu'au mois de Juin 1757 , dix-fept livres de favon & quinze cents livres d'eau.de chaux avec au-tant de lait.

Trois ou quatre mois après avoir com-mencé le cours de ces médicamens, il fe trouva auffi bien que fi jamais il n'eût été attaqué de la pierre : fes urines couloient fort aifément; il n'avoit plus ni ftrangurie, ni rétention, ni chaleur, ni douleur; & quoi-qu'il eût été renvoyé de l'Hôpital, & qu'il eût ceffé l'ufage de ces remedes, & vécu à difcrétion, mangeant toutes fortes de viandes falées & âcres , nonobftant ce régime, on

(*) *Ratio medendi , Ed. Lugd. Bat.* 1761 , *p.* 137 , 138.

trouva quatre ou cinq mois après qu'il n'avoit eu aucun retour de fes douleurs, & qu'il avoit continué à fe porter parfaitement bien, quoiqu'avec la fonde on trouvât qu'il eût toujours la pierre.

Ce Docteur ajoute à la fuite de cette obfervation : *L'ufage d'une fi grande quantité d'alkali ne pourroit-il pas communiquer aux humeurs une diffolution putride?* Le Docteur WHYTT & d'autres Médecins n'ont jamais obfervé que cela fût; le Docteur DE HAEN lui-même ne s'eft point apperçu qu'il fût rien arrivé de femblable à fon malade : bien loin de cela, fa conftitution fort foible fut changée; il devint bientôt fi pléthorique, qu'il fallut le faigner, & le Profeffeur démontra à tout fon auditoire que le fang de ce malade étoit à tous égards extrêmement bon (2).

(2) Il eft fingulier que le Docteur HUXHAM ait obfervé précifément tout le contraire. « Un grand nombre, dit-il, de » ceux qui ont fait ufage pendant longtems du *Salmigondi*

Le même Médecin , l'année suivante ,
rappelle la même observation, & dit que ce

» *alkali & savonneux* de Mademoiselle Stephens & de la *Lessive*
» *des Savonniers* , sont tombés dans des chaleurs hectiques ,
» le scorbut chaud, les hémorragies, la dyssenterie, &c. On
» en a eu depuis peu un exemple remarquable en la per-
» sonne d'un habitant la partie occidentale du pays de Cor-
» nouailles , qui avoit depuis plusieurs années une pierre
» dans la vessie. Il étoit d'une constitution originairement dé-
» licate : à peine eût-il pris pendant quelques semaines la
» lessive , que ses gencives devinrent spongieuses, enflam-
» mées, livides , & à la fin ulcérées & putrides ; de maniere
» qu'on pouvoit en enlever des lambeaux avec la plus grande
» facilité : elles saignoient beaucoup à la moindre pression , &
» il en sortoit continuellement une sanie ichoreuse & sangui-
» nolente. Il parut sur tout son corps des taches livides, ses
» jambes & ses cuisses particulierement se couvrirent d'ul-
» ceres, dont les chairs rouges, ou même plutôt livides, fai-
» soient craindre pour la gangrene. C'est dans ces circons-
» tances que M. Hingston, habile Apothicaire de Penryn,
» qui avoit soin du malade, me consulta à son sujet. Crai-
» gnant l'alkalescence & la putridité des humeurs & la dis-
» solution du sang , à cause des remedes dont le malade avoit
» fait usage & des symptômes dont il étoit attaqué mainte-
» nant, je conseillai la décoction & l'extrait de quinquina
» avec l'élixir de vitriol ; le tout accompagné de boissons &
» d'alimens acides. Ces remedes calmerent promptement

malade

malade continuoit à fe bien porter, mangeant & buvant indifféremment ce qu'il aimoit le

» l'inflammation, la fpongiofité & le faignement des genci-
» ves, & arrêterent les progrès de la couleur livide qu'on
» remarquoit aux cuifes, qui difparut même au bout de quel-
» ques jours. Environ deux ou trois femaines après, il fe
» fit une éruption abondante de puftules rouges & enflammées
» qui parurent promettre quelque changement en mieux :
» néanmoins, réduit à la plus grande foibleffe par une com-
» plication de maux & une hectifie confirmée, il mourut
» dans le marafme au bout de quinze ou vingt jours. On tira
» après fa mort de fa veffie une très-groffe pierre qui avoit
» la forme d'une poire, & qui pefoit huit onces demi gros
» *avoir du poids*, dont le plus petit bout étoit du côté du
» col de la veffie ». *Huxham*, *Effai fur les Fievres*, ch. X,
3ᵉ Edit. Angloife *in-8°*. 1757, p. 48, & trad. Françoife,
1765. *in-12*. p. 67.

Je n'ai pu me refufer le plaifir de mettre ici en contradiction les deux célébres Médecins-Obfervateurs DE HAEN &
HUXHAM ; je penfe que cela prouvera très-clairement :

1°. Que le fyftême que la plus grande partie des Médecins
embraffe maintenant d'être *Obfervateurs*, (vraifemblablement parce qu'il eft infiniment plus aifé d'obferver que de
raifonner) ne vaut pas mieux que celui qui étoit précédemment en vigueur, je veux dire celui d'être *Théorifles* ou *Mé-
thodifles*.

G

mieux. Il le fit venir à l'Hôpital, où il re-
connut qu'il souffroit aussi peu que si jamais
il n'avoit eu la pierre ; cependant tous ceux
qui voulurent s'en assurer trouverent qu'elle
existoit comme précédemment.

Je ne suis donc point surpris que ceux

2°. Qu'un Corps de Médecine uniquement fondé sur *l'observation*, ou sur ce que les vieux Médecins nomment *l'expérience*, seroit encore plus incertain que celui fondé sur une
théorie bien suivie & étayé de principes physiques & mathé-
matiques ; parce qu'il est plus aisé de détruire l'observation
par l'observation, que de renverser un bon raisonnement par
un autre meilleur. C'est ce que le peuple ne veut pas croire,
(& en cela bien des gens d'esprit font partie du peuple)
quoiqu'il soit tous les jours témoin que dans les consultations
qui se font par deux ou trois Médecins, au chevet du lit d'un
malade, l'un ait observé *blanc*, le second *rouge* & le troi-
sieme *noir* ; observations qui tournent rarement au profit des
malades.

3°. Enfin, que si le Docteur SIMS a fait cette année 1774
un très-bon discours à la rentrée de la Société Médicale de
Londres sur la futilité de la *théorie* en Médecine, un autre
Docteur, ou bien encore lui-même, pourroit l'année pro-
chaine en faire un très-excellent sur la futilité des *observations*
ou de l'*empyrisme* dans la même science.

qui font fujets à des concrétions calculeufes
ne trouvent point d'inconvéniens à prendre
de fi grandes dofes de ces fubftances, parce
qu'on obferve ordinairement qu'ils ont naturellement, ou qu'ils acquierent par leur
maniere de vivre, & autres circonftances,
de la laxité & de la foiblefle dans leurs folides. Leurs fluides ne peuvent-ils donc pas,
faute d'action fuffifante de la part des folides, devenir vifcides, & par conféquent plus
épais qu'ils ne doivent l'être naturellement?
Si cela eft ainfi, il eft raifonnable de conclure que l'ufage de ces fubftances qui fti-
mulent beaucoup les folides, & qui poffe-
dent de plus une qualité particulierement
atténuante, doit, en conféquence d'un pareil *ftimulus*, augmenter la circulation des
fluides, & par conféquent empêcher leur
coagulation & leur concrétion. On doit
croire encore que les fluides étant ainfi atté-
nués, les évacuations ordinaires & néceffaires feront augmentées, & que confé-

quemment la redundance des humeurs pitui-
teufes & vifcides, qui à tant d'égards fait
tort à la fanté, fera diminuée. Il n'eft donc
pas étonnant que dans les douleurs néphrétiques, les malades foient non - feulement
foulagés de ces maux, mais encore délivrés
d'autres maladies auxquelles ils étoient fujets
auparavant, parce qu'ils font débarraffés d'un
poids confidérable d'humeurs glutineufes &
tenaces. En effet, on remarque généralement que les perfonnes qui prennent une
grande quantité d'alkalis pour la gravelle
& la pierre, & qui obfervent exactement
le régime qu'on leur prefcrit, deviennent
maigres.

Quant à la nature & aux propriétés des
fels alkalis fixes, & leurs bons effets dans
les maladies qui dépendent de la foibleffe &
du relâchement des folides & de la trop
grande vifcidité des fluides, fi on les prend
en petite quantité dans un véhicule abondant,

& fi on en continue l'ufage pendant un tems convenable, on peut confulter les Œuvres chymiques de BOERHAAVE (*).

Il s'enfuit de là que l'ufage interne de ces fubftances, fi elles font adminiftrées à propos & avec précaution, n'eft pas accompagné de conféquences fi formidables, qu'au premier coup d'œil on pourroit s'y attendre ; je crois donc avoir répondu, prefqu'autant qu'on le peut, à la principale objection (*A*).

(*) *Operationes Chem. proceffus*, 12.

(*A*) D'ailleurs, fi la délicateffe du tempérament, des difpofitions au fcorbut, ou quelqu'autre caufe, faifoient appréhender les mauvais effets de la leffive des favonniers, ne pourroit-on pas les éviter en la neutralifant, fi toutefois malgré cette correction, elle conferve encore fa vertu lithontriptique ?

C'eft ce dont j'ai voulu m'affurer par l'expérience fuivante :

J'ai pris un fragment de pierre d'environ dix grains, je l'ai jetté dans le mélange de deux cuillerées à bouche de leffive, & de quatre cuillerées de bon vinaigre blanc. Six jours après j'ai trouvé le fragment diffout, à cela près d'une petite por-

D'un autre côté, comme on a souvent obfervé que les malades qui avoient pris

tion pefant environ deux grains, qui étoit graffe au toucher, & fi friable qu'elle pouvoit aifément s'écrafer fous les doigts. La liqueur ainfi neutralifée n'excitoit dans la bouche aucun fentiment d'acrimonie trop piquant; & on pourroit, je crois, la prendre intérieurement avec autant de fureté qu'on prend la liqueur de terre foliée de tartre.

Le feul doute qui refte eft de fçavoir fi dans les reins ou dans la veffie elle produira fur la pierre les effets que nous avons vu qu'elle opéroit dans le vafe qui a fervi à notre expérience.

Voici un fait que je tiens de la perfonne même qui l'a éprouvé, qui prouveroit que la chofe doit être ainfi.

M. Narcisse, Secrétaire du Roi, éprouvoit depuis longtems des douleurs dans la veffie, des difficultés d'uriner qui le déterminerent à fe faire fonder. On lui trouva une pierre; il ne voulut pas fe foumettre à l'opération, & fit ufage pendant longtems, & fans être foulagé de tous les remedes qu'on lui propofoit. Enfin il en étoit au favon, qu'il continuoit avec plus de perfévérance, lorfqu'on lui parla de la limonade du fieur Fascio, qu'on fçait être un fel neutre avec excès d'acide aromatifé avec l'huile effentiel du citron. Il en voulut ufer, fans cependant abandonner le favon : il en prenoit tous les matins une affez forte dofe, & par-deffus buvoit plufieurs une grande quantité de ces subftances pendant très-longtems, étoient fi loin d'avoir été guéris, qu'ayant été ouverts après leur mort, on avoit trouvé leur pierre dans leur veffie ; il naît de-là une autre objection : c'eft qu'il eft évident que les alkalis font

verres de la limonade. Après quelque tems de l'ufage de ces deux remedes, il rendit en urinant quelques fragmens de pierres. En infiftant, il continua pendant plus de fix mois à en rendre de tems en tems, au point qu'il fe trouva parfaitement guéri. Il pouvoit aller à pied, en voiture, fans s'appercevoir de la moindre incommodité; il urinoit fans douleurs, & fes urines étoient dans leur état naturel.

L'acide de la limonade ne décompofoit-il pas le favon que le malade prenoit, & s'uniffant à l'alkali cauftique qui entre dans fa compofition ne formoit-il pas une liqueur neutralifée telle que celle qui a fervi à notre expérience? Et d'après cette guérifon, ne peut-on pas raifonnablement conclure qu'on pourroit auffi la faire prendre avec autant de fuccès que de fécurité ?

M. NARCISSE fe faifoit un plaifir de montrer une tabatiere pleine des fragmens pierreux qu'il avoit rendus, & eft mort d'une attaque d'apoplexie plufieurs années après fa guérifon.

* G 4

infuffifans pour atteindre au but qu'on fe
propofe.

A cela je réponds, que fouvent on ne
travaille à diffoudre ces concrétions, que
lorfqu'elles font devenues groffes, compactes, dures & unies ; alors j'avoue qu'on peut
ne pas avoir le fuccès qu'on fe propofoit :
néanmoins pour la plupart des malades qui
même dans ces circonftances ont fait ufage
des alkalis, le foulagement qu'ils en ont
obtenu a été fi remarquable, qu'ils ont continué enfuite à vivre plufieurs années auffi
difpos que s'ils n'avoient jamais eu la pierre ;
& à la fin ils font morts dans un âge avancé
d'autres maladies qui n'avoient pas le moindre rapport avec leurs premieres attaques
de gravelle. Je penfe que, de cette maniere,
l'objection ne peut être que de très-peu de
poids, la maxime étant dans les maladies
douloureufes, que fi nous ne pouvons pas
guérir parfaitement, nous devons au moins

tâcher de foulager, & que les remedes pal-
liatifs valent mieux que de n'en point faire
& de toujours fouffrir.

Il eſt à confidérer que ces groſſes concrétions que l'on trouve dans la veſſie doivent leur exiſtence à une très-petite ſubſtance dure, que l'on nomme communément
le noyau, qui tombe le plus ſouvent des
reins dans ce viſcere, & qui y augmente
peu-à-peu, juſqu'à ce qu'il ſoit parvenu à la
groſſeur d'une pierre ; ce qu'il ne fait pas
promptement, parce que le noyau ſe cou-
vre infenſiblement de nouvelles couches de
matieres calculeuſes : de forte que cette ſubſtance eſt formée de pluſieurs couches concentriques qui reſſemblent aſſez aux feuillets
d'un oignon. Comme ces différentes couches, après s'être formées, demeurent long-
tems inégales, c'eſt alors que les accès de
la pierre ſe font vivement reſſentir. Ces accès
font occaſionnés par l'inégalité de ces ſur-

faces, qui irritent & picottent les membranes internes de la veffie, qui font fort délicates & fort fenfibles. Lorfqu'une fois les furfaces font devenues unies, foit par l'action de la veffie ou autrement, cette irritation douloureufe ceffe; & tant que cela continue, la feule fenfation qu'éprouve le malade eft celle d'un poids, encore arrive-t-il quelquefois qu'elle ne fe faffe pas éprouver (3). En effet, dans les

(3) L'impartialité dont je fais profeffion ne me permet pas de diffimuler que cet argument du Docteur BLACKRIE en faveur des alkalis fixes, peut malheureufement être rétorqué. Par la même raifon que l'urine de ceux qui font ufage de la leffive des favonniers acquiert une qualité lithontriptique propre à diffoudre les afpérités des pierres qui font dans la veffie, & à les rendre unies, de raboteufes qu'elles étoient auparavant ; ce qui eft bien capable de foulager les malades : ne peut-il pas auffi fe faire, par cette même raifon, qu'une pierre qui étoit unie, & ne tourmentoit que peu ceux qui la portoient, devienne raboteufe & remplie d'afpérités, parce que fa furface ne fera pas précifément par-tout de la même dureté, mais qu'elle fera compofée de points les uns plus durs & les autres plus folubles ; ce qui fera augmenter alors les douleurs, & rendra enfuite les fymptômes plus cruels? En effet, ne feroit-ce pas là la raifon pour laquelle plufieurs perfonnes, après obſervations rapportées ci-deſſus, quoique l'exiſtence de la pierre fut évidente dans les perſonnes qui en font le ſujet, néanmoins elles ſouffroient auſſi peu que ſi elles n'en euſſent point eu.

Pour confirmer ce fait, le Docteur DE HAEN obſerve (*) qu'il y a des exemples innombrables de ſoulagement obtenu dans les maladies calculeuſes par les ſeules forces

avoir fait uſage pendant quelque tems du remede de Mademoiſelle STEPHENS, ont éprouvé des redoublemens de douleurs ſi vifs, qu'ils ont été forcés de recourir promptement à l'opération de la taille.

Au reſte, cette réflexion que je fais uniquement parce que n'étant point enthouſiaſte, je me crois obligé de dire le pour & le contre, ne doit nullement décréditer l'emploi des alkalis fixes, & notamment de la leſſive des ſavonniers, pour la cure de la pierre & de la gravelle : bien loin de croire que ce remede puiſſe nuire, j'ai lieu de le croire au contraire très-bon ; mais j'invite toujours les malades qui voudront en faire uſage à ne l'employer que d'après l'avis de Médecins inſtruits, &, autant que faire ſe pourra, ſous leurs yeux.

(*) *Ratio medendi*, p. 208, 209.

de la nature, fans l'intervention de l'art &
par des opérations qui nous font inconnues.
Ce foulagement va à un tel point, que par
les obfervations fuivantes que cet Auteur a
choifies & copiées dans d'autres Ecrivains ,
on voit que les malades dont il y eft fait
mention n'ont jamais éprouvé d'accident néphrétique.

Un homme vécut fans avoir jamais eu
aucune douleur néphrétique, excepté les
deux derniers jours de fa vie; on l'ouvrit
après fa mort, & l'on trouva le rein droit
détruit par une fanie putride, & l'urétere
droite tout-à-fait obftruée d'une pierre (*).

On trouva de même une pierre dans le
rein chez deux malades qui ne s'étoient jamais plaint d'aucunes douleurs dans cet endroit (†).

(*) HOLLER. *Cap. de Hydrope in Scholio.*
(†) BAGLIV. *Prax. Med. Lib. I, Cap. 9.*

HERMANN-OSTERDYKE-SCHACHT, Profeſſeur de Médecine à Leyde, contemporain & Collegue de BOERHAAVE, a rapporté comme témoin oculaire, qu'on trouva dans l'urétere d'un homme une pierre peſant quatre onces, & outre cela une de ſept onces dans la veſſie, & cela ſans que le malade en ait jamais été incommodé (*).

HEURNIUS (†) a tiré après la mort d'un homme ſoixante - dix pierres d'un rein , & quatre-vingt petites de l'autre, quoique le malade ne ſe fut jamais plaint de néphrétique.

Un Gentilhomme portoit, ſans avoir aucun ſymptôme qui l'indiqua, une pierre dans ſa veſſie , non-ſeulement remarquable par ſa dureté & ſon poids, qui étoit de quatorze onces, mais encore par un trou qui la per-

(*) *Oratione Leydæ habita ,* 8 *Febr.* 1735.

(†) FERNEL. *Op. Edit, Leyd. p.* 2 , *Lib. VI.*

çoit d'outre en outre , & qui formoit un canal à travers duquel couloient les urines fans obftacle & fans interruption (*).

Un témoin oculaire (†) rapporte que l'on trouva dans les reins d'un Confeiller-Privé de Sa Majefté Impériale, deux groffes pierres pefant fix onces, qui n'avoient jamais caufé le moindre accident, ni donné le moindre indice de leur préfence. Le malade ne rendoit point de gravier, n'avoit pas le moindre engourdiffement dans les jambes, ni la moindre douleur dans les lombes; & quant à fon urine, loin de la rendre en moindre quantité, au contraire, il en rendoit trop abondamment ; mais tout-à-fait limpide , pâle , & comme de l'eau commune, circonftance qui fit devenir fa foif fi infuppor-

(*) *Fredericus Lossius, Lib. III. Obf. nº 53.*

(†) *Antonius de Pozzis apud Bonetum, Med. Sep. Tom. I, Lib. iii, fect. 25, cap. 6.*

table, qu'aucune boiffon ne pouvoit l'étan-
cher (4).

Je penfe donc que les accès & les rémif-
fions alternatives de douleurs dans cette
cruelle maladie, confidérées abftractivement
& fans avoir égard à d'autres fymptômes qui
ne s'y joignent que trop fouvent, ne dépendent que des inégalités ou du poli de ces
fubftances calculeufes que renferme la veffie;
& c'eft ce qui prouve combien il eft avan-
tageux de donner de ces remedes, qui em-

(4) J'ai été Médecin de M. le Marquis DE LOUBY les dernieres années de fa vie. A l'âge de foixante-dix ans, il s'ap-
perçut pour la premiere fois de fymptômes qui pouvoient être
caufés par la préfence d'une pierre dans la veffie ; pour s'affurer de fon état, il fe fit fonder, & en effet, on lui en trouva
une. Les accidens que produifoit cette pierre étoient fi légers
que mille malades n'y auroient fait, à fon âge, nulle attention. Je le diffuadois en conféquence de fe faire opérer ; mais
l'Opérateur, de fon côté, preffoit l'opération, & fçut fi bien
faire, que le malade fe rendit. Le Frere CÔME opéra M. le
Marquis DE LOUBY à la mi-Septembre 1772 : il lui tira une
pierre de la groffeur d'un petit œuf de poule ; le malade mourut dans les vingt-quatre heures.

pêchent que les pierres ne deviennent plus grofses. Des remarques précédentes, il s'enfuit pareillement qu'il n'y a pas de remede plus efficace, ni plus prompt pour remplir cette indication, que la folution des alkalis combinés avec la chaux, ou la leffive des favonniers, pourvu qu'elle foit portée en quantité fuffifante dans les parties affectées. Or l'expérience prouve qu'elle y parvient, puifque l'urine des malades qui ont pris une grande quantité de ces fubftances pendant un tems confidérable, devient elle-même un menftrue très-puiffant & propre à diffoudre les fubftances calculeufes qu'on y fait tremper.

Je fuis fur-tout fermement perfuadé que fi les malades étoient affez prévoyants pour faire attention aux premieres approches de cette cuelle maladie, & pour prendre les mefures propres à en prévenir l'augmentation, qui feroient de prendre de petites quantités

de

de fels lexiviels, dont le meilleur & le plus efficace eft, à mon avis, la leffive des favonniers, dans une grande quantité de liqueur délayante & émolliente, ayant foin d'obferver en même-tems un régime convenable, & de répéter l'ufage de ces remedes de tems en tems, felon que les fymptômes l'indiqueroient, on s'oppoferoit entierement à ce que ces fortes de concrétions puffent devenir auffi groffes & auffi dures qu'on le voit ordinairement.

Et réellement, de toutes les maladies qui affligent l'humanité, il n'y en a pas, felon moi, à laquelle l'avis fuivant convienne mieux qu'à celle-ci.

Principiis obfta , fero medicina paratur,
   Cum mala per longas invaluere moras.
Sed propera ; nec te venturas differ in horas ;
   Qui non eft hodie , cras minus aptus erit.
Ovid. Remed. amor. *Ver. 91.*

Je penfe qu'il n'y a point d'objection à

H

faire contre cet avis, & qu'on ne niera point
les avantages qu'il y a d'adminiſtrer à propos
ces remedes, que l'expérience a montré être
propres à empêcher la formation, & à procurer la diſſolution des concrétions calculeuſes, ou capables de ſoulager & de prévenir leur augmentation, ſuppoſé que ces
ſubſtances ſoient déja devenues ſi groſſes &
ſi dures, pour les avoir négligées dans le
principe, qu'on ne puiſſe plus eſpérer d'en
obtenir la diſſolution.

Et comme je ne connois aucun moyen
plus efficace que la leſſive des ſavonniers,
je recommande l'uſage de celle qui ſera préparée avec deux tiers de ſel alkali fixe &
un tiers de bonne chaux, le tout diſſout
dans ſuffiſante quantité d'eau (5). La pro-

(5) Voici une ſingularité qui a lieu d'étonner. Ce même
mélange filtré, évaporé juſqu'à ſiccité & enſuite fondu dans
un creuſet, eſt, comme on ſait, ce qui conſtitue *la pierre à
cautere*. Il paroîtroit donc que la pierre à **cautere** étendue

portion de ces fubftances telle que je viens de la donner, eft celle qui par l'expérience fixieme m'a donné une leffive dans laquelle le fragment pierreux a été le plus prompte-ment diffous. C'eft auffi la proportion exacte de ces fubftances telles qu'elles entrent dans une leffive des favonniers, dont fait ufage avec grand fuccès depuis quelques années le Docteur GUSTHART, habile Médecin à Bath, dont j'ai reçu la formule fuivante par l'entremife d'un de fes amis.

Prenez huit onces de potaffe & quatre onces de chaux fortant du four; met-

dans de l'eau devroit faire un lithontriptique, auffi bon que la leffive des favonniers : c'eft précifément ce qui n'eft pas.

J'ai jetté un fragment de pierre pefant fix grains dans deux gros d'eau diftillée, qui tenoit en diffolution douze grains de pierre à cautere. J'ai mis en même-tems dans un autre vafe un fragment de pierre pefant trente-fix grains, dans un mé-lange de dix-huit grains de pierre à cautere & deux onces d'eau diftillée. Au bout de dix jours, il n'y avoit pas la moindre apparence que ces fragmens euffent été attaqués.

H 2

tez le tout enfemble dans un vaiffeau
de terre verniffé ; jettez deffus une
pinte d'eau de fource bouillante : laiffez infufer le tout pendant vingt-quatre
heures, en remuant de tems en tems,
après quoi filtrez la liqueur, qu'il faut
garder pour l'ufage.

La leffive des favonniers dont j'ai fait
ufage avec autant de fuccès depuis quelque
tems, eft exactement la même quant à la
proportion des ingrédiens & de la quantité
d'eau. Mais, comme BOERHAAVE a obfervé
qu'on ne peut pas obtenir d'alkali fixe d'une
fubftance plus propre à le donner meilleur
& plus promptement que le tartre de vin,
& qu'on peut ajouter à cette obfervation,
que PARACELSE & VANHELMONT ont eftimé
que ce fel eft le premier de tous les alkalis (*), au-lieu de potaffe, j'ai fubftitué le
fel de tartre ; & fi on l'emploie immédia-

(*) *Elem. Chem. Tom. IV*, p. 53.

tement après qu'il a été bien calciné, on sera exactement sûr du degré d'acrimonie alkaline ou de la force de la leſſive qu'on aura préparé avec lui. On nous apporte au contraire en grande quantité toutes les différentes ſortes de potaſſe en gâteaux qui viennent de différens pays, de maniere qu'ayant été gardée longtems, & ayant ſouvent été expoſée à l'air, elle s'affoiblit, comme je l'ai dit ci-devant, & dégénere de ſon premier état ; ce qui fait qu'on ne peut pas déterminer auſſi aiſément le degré de force d'une leſſive préparée avec elle, & conſéquemment, qu'on ne peut compter ſi bien ſur ſes qualités lithontriptiques.

Comme le Docteur WHYTT a trouvé par ſes expériences que la chaux d'écailles d'huîtres, lorſque ces écailles ſont calcinées uniformément & à blancheur, poſſede une qualité diſſolvante plus efficace comme menſtrue, que la chaux ordinaire, en place de celle-ci, je me fers de la premiere pour faire ma leſſive.

On a néanmoins objeĉé contre l'uſage de ces remedes, que pluſieurs fois, lorſqu'ils ont été continués longtems, on en a obſervé des ſuites fâcheuſes ; à quoi je réponds, que cela ne peut arriver que lorſqu'on les a pris mal à propos, ou en trop grande quantité ; ce qui arrive ſouvent, parce que bien des gens attaqués des ſymptômes de la pierre dans la veſſie veulent ſe dépêcher d'être guéris plutôt que la nature de la maladie ne peut le permettre ; enſuite on impute au re- mede ce qui n'eſt dû qu'à l'indiſcrétion des malades. Si ce remede eſt adminiſtré avec prudence, je ſuis convaincu qu'il n'en réſul- tera jamais de mauvais effets.

Je vais donc faire les remarques ſuivantes pour guider ceux qui voudront employer ces ſubſtances.

1°. Si la maladie eſt récente, & que le malade ne ſoit attaqué que de graviers unis, ou ſi les calculs ſont petits, une petite quantité de ces remedes ſera ſuffiſante pour fondre & chaſſer ce qui ſera déja formé, & empêcher qu'il ne s'en forme davantage. On en prendra alors trente ou quarante gouttes deux ou trois fois par jour, dans une chopine d'eau de veau légere, ou quelqu'autre véhicule mucilagineux. On doit continuer l'uſage de ce remede, non-ſeulement juſqu'à ce que le malade ſe trouve parfaitement guéri; mais auſſi tant qu'il y aura la moindre apparence de graviers dans les urines, ou même auſſi longtems qu'elles continueront à dépoſer une matiere tartareuſe au fond du pot de chambre. Comme il arrive que bien des perſonnes ont naturellement des diſpoſitions propres à engendrer des graviers, il ſera bon qu'elles ſe remettent de tems en tems à l'uſage de ce remede, ſelon que les ſymptômes pourront en indiquer la néceſſité.

H 4

2°. Si après un accès violent de néphré-tique, on a quelque raifon de foupçonner qu'il foit paffé des reins dans la veffie une petite pierre, on en donnera une grande quantité pour hâter, autant qu'il fera poffi-ble, fa diffolution ou fon expulfion. Une cuillerée à caffé ou même deux, deux ou trois fois par jour, ne fera pas, je penfe, trop confidérable. Au refte, comme je l'ai obfervé ci-devant, la dofe doit être réglée, augmentée ou diminuée felon fes effets.

Par cette conduite prudente, je connois une perfonne qui eft venue à bout par de-grés de prendre une once par jour de cette leffive très-forte pendant un très-longtems, dont elle s'eft bien trouvée relativement à fa maladie, fans que fa fanté en ait rien fouf-fert à d'autres égards.

3°. Si par négligence, comme je l'ai dit précédemment, ou par l'ufage de remedes peu propres & inefficaces, les concrétions calculeufes étoient devenues fi groffes, fi compactes & fi dures, qu'il ne fut pas poffible d'en obtenir la diffolution totale, alors on doit augmenter la dofe de ces fubftances par des degrés infenfibles, veillant avec foin fur les effets de la quantité précédente avant de procéder à une nouvelle augmentation. Je ne doute pas que par ces moyens, non-feulement on ne puiffe prévenir l'accroiffement du calcul ou de nouvelles couches, mais encore qu'on ne parvienne promptement à détruire les afpérités de celles qui fe font déja formées; par-là les malades feront foulagés d'une maniere permanente, & fe trouveront beaucoup mieux qu'ils ne l'étoient auparavant.

4°. Dans le cas où une pierre fera arrêtée & fermement adhérente dans les paffages étroits qui conduifent des reins à la veffie, ce qui caufe des douleurs violentes dans les reins, & comme des coliques dans le bas ventre, accompagnées de vomiſſemens bilieux, de conſtipations opiniâtres, de ſtrangurie, de teneſmes, &c. On doit éviter avec beaucoup de ſoin les alkalis & autres remedes irritans : toutes les ſubſtances lithontriptiques doivent être évitées dans tous les accès violens de cette maladie, juſqu'à ce qu'ils ſoient finis ; & même on doit diſcontinuer l'uſage de ces ſubſtances, lorſque les mêmes accès reparoiſſent quelque tems après avoir ceſſé, parce que ces ſubſtances étant très-irritantes, elles pourroient cauſer des conſtrictions douloureuſes, des hémorragies & des inflammations.

5°. Lorſqu'on adminiſtre ces remedes, il faut avoir beaucoup d'égard à la différente conſtitution des malades, pour en ordonner une quantité convenable. Les perſonnes qui ont la fibre lâche, qui ſont graſſes & phlegmatiques, doivent en prendre davantage ;

les autres en prendront moins. Celles dont les fluides abondent en pituite & en viſcidités, peuvent en prendre plus hardiment que celles dont le tempérament eſt bilieux. Il faut prendre garde auſſi aux différens degrés de ſenſibilité ; car ceux qui en prenant ces ſubſtances, ne ſentent pas de grandes irritations douloureuſes, doivent en augmenter la doſe, s'ils veulent obtenir les ſuccès qu'ils en attendent. Ceux, au contraire, à qui elles cauſent des douleurs conſidérables, doivent en diminuer la quantité & en continuer l'uſage plus longtems ; ces perſonnes pourroient auſſi mieux s'accommoder de remedes alkalis plus doux, comme du ſavon & de l'eau de chaux.

6°. Il ſe trouve d'autres perſonnes qui, par une antipathie dont on ne peut rendre raiſon, ne peuvent ſouffrir la moindre doſe de ces ſubſtances âcres & alkalines · il faut eſſayer d'autres méthodes avec ces malades, & leur donner d'autres remedes que l'expérience a prouvé convenir & foulager dans ces fortes de cas.

Quant à leur choix, je renvoie actuellement aux Ecrivains qui ont traité de la Médecine pratique.

J'aurois maintenant communiqué ici d'autres remarques relatives à ce fujet, telles que ma propre obfervation me les a fournies, ou que je les ai apprifes des autres ; mais le mauvais état de ma fanté, & d'autres occupations néceffaires, m'ont même empêché de finir ce petit Traité dans le tems, & de la maniere que je me l'étois d'abord propofé. Comme on m'a vivement follicité de ne pas différer plus longtems à donner mes obfervations au Public, & fçachant que beaucoup de perfonnes ont dit que ce petit Ouvrage leur feroit d'une grande utilité, j'ai cru qu'il étoit à propos de me rendre à leurs defirs ; & je promets de publier, auffi-tôt que je le pourrai, tout ce que j'apprendrai par moi-même ou par d'autres de relatif à cet objet.

La feconde Partie contiendra principalement des remarques fur la nature & la propriété des alkalis fixes ; fur les indications auxquelles on doit faire attention dans les différens degrés de cette maladie ; fur les différens fymptômes qui accompagnent chaque paroxifme particulier ; fur la conduite que les malades doivent tenir felon leur âge, leur différente conftitution, leur tempérament & leurs habitudes particulieres : enfin fur les fecours qu'il eft néceffaire d'employer pour foulager les malades qui ne peuvent pas prendre les fubftances alkalines, & dans les circonftances où les remedes ftimulans, âcres & diurétiques non-feulement ne conviennent pas ; mais peuvent même être fuivis d'accidens fâcheux.

Je remplirai ces vues avec le plus grand plaifir, parce que je penfe par-là défabufer le Public , & empêcher les malades de fe foumettre à ces traitemens peu convenables qui leur font fouvent offerts par les gens à fecrets.

Au moyen de mes conjectures & de mes expériences chymiques , j'étois déja bien avancé dans ma befogne, & la plus grande partie de ce Traité étoit imprimée, lorfque j'eus une occafion de pouffer mes recherches plus loin , & de m'affurer par autorité de ce que je n'avois encore avancé que fur des probabilités.

Le Docteur CHITTICK ne peut s'empêcher d'avouer que c'eft de fon frere qu'il a hérité du remede qu'il adminiftre. Or j'ai appris par une lettre d'Irlande, que c'eft du Général DUNBAR que fon frere le tenoit.

Voici la recette originale telle que je l'ai reçue.

Prenez une cuillerée à caffé de la plus forte leffive des favonniers mêlée dans deux cuillerées à bouche de lait, une heure avant de déjeûner, & le foir en fe mettant au lit. Avant que de prendre ce remede, prenez une foupe au lait, & immédiatement après, prenez-en une autre.

Si vous trouvez que pendant deux ou trois jours cela paffe bien, vous pourrez augmenter d'une demi-dofe.

Ce détail s'accorde exactement avec ce que j'avois appris précédemment d'une autre perfonne.

Maintenant que j'ai rendu public ce fecret, & que j'ai mis entre les mains de tout le

monde, des grands & des petits, ce remede
que je crois être de la plus grande efficacité
contre la plus douloureuſe de toutes les
maladies , je m'arrête en faiſant l'agréable
réflexion que j'ai contribué en quelque choſe
au bonheur de l'humanité.

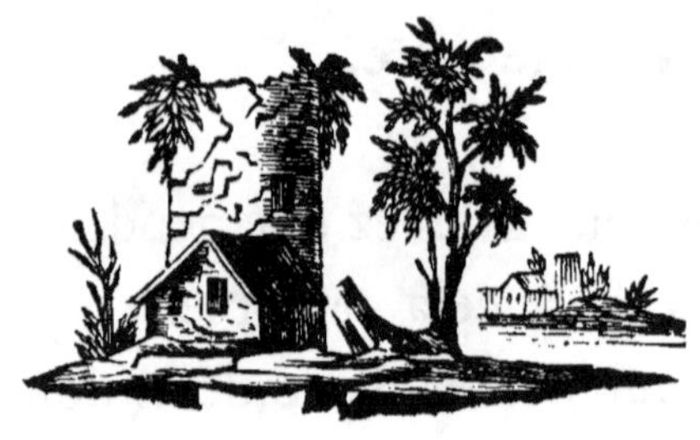

RECHERCHES

RECHERCHES

SUR LES REMEDES

CAPABLES DE DISSOUDRE

LA PIERRE ET LA GRAVELLE.

Dans la premiere Partie de ce Traité, publiée en 1766, j'avois promis de communiquer le plutôt qu'il me feroit poffible quelques remarques ultérieures relatives à ce fujet, telles que mon obfervation, ou les rapports d'autres perfonnes, auroient pu me les fournir.

Mais comme les mêmes caufes qui m'empêchoient de finir ce Traité de la maniere

I

que je me l'étois propofée, exiftent encore,
& font accompagnées d'un furcroît d'infir-
mités, je penfe que cela me fervira d'apo-
logie pour n'avoir pas plutôt tenu ma pro-
meffe, & pour la briéveté & l'imperfection
qu'on pourra peut-être me reprocher.

Je confidérerai le mieux qu'il me fera
poffible,

1°. En quelle quantité la leffive des favonniers peut être prife avec fûreté; quels
font les différens degrés ou périodes, les
différens fymptômes ou les différentes circonftances qui font préfumer que les malades attaqués de pierre ou de gravelle dans
les reins ou la veffie, obtiendront plus ou
moins de fuccès de fon ufage.

2°. Quels font les moyens qu'on peut
employer pour diminuer les fymptômes dangereux & douloureux qui peuvent fe ren-

contrer dans le cours de cette maladie, lorfque non-feulement la leffive des favonniers,
mais encore les autres remedes ftimulans,
font nuifibles & dangereux pour des malades
qui, dans d'autres tems, pourroient les prendre, non-feulement avec fûreté, mais même
avec fuccès.

Les différens degrés ou périodes auxquels
on doit faire principalement attention dans
cette maladie, font les fuivans :

1°. Dans le premier degré, le malade eft
tourmenté par l'exiftence d'un fable ou gravier concret ; mais fi fin qu'il peut le rendre
aifément, & même fans s'en appercevoir,
par l'aide de la nature, fans le moindre con-
cours de l'art.

2°. Dans le fecond, ces concrétions font
d'une telle groffeur, qu'elles peuvent être
rendues par les efforts de la nature, fans

l'affiftance de l'art, mais non pas fans peine ni fans autre fymptôme incommode.

3°. Dans le troifieme, ces concrétions font affez groffes pour ne pouvoir être chaffées fans le fecours de l'art : elles ne le font pas cependant affez pour ne pouvoir être rendues fans avoir été précédemment diminuées.

4°. Dans le quatrieme, elles font affez confidérables pour qu'on foit obligé de travailler à leur diminution & leur diffolution avant que de pouvoir les rendre.

Lorfqu'on rend par les urines du gravier ou fable rouge, c'eft un fymptôme que l'on fuppofe indiquer évidemment le commencement du premier période de cette maladie.

Cependant, comme j'ai connu plufieurs perfonnes qui ont rendu de ces fubftances

en grande quantité pendant plusieurs années,
sans le moindre inconvénient, ni aucuns
mauvais effets, je pense que ces concrétions
ne sont pas d'une nature calculeuse,

Lorsqu'on regarde ce sable à l'aide du
microscope, on découvre que c'est un amas
de petites substances transparentes assez sem-
blables à de petits fragmens de grenat. C'est
ce qui me fait croire qu'on doit attribuer leur
existence à l'attraction & à la crystallisation
des sels de l'urine, & que s'il n'y a pas d'autres causes qui s'y joignent, ces substances
ne peuvent jamais devenir plus grosses.

Pendant que l'on continue à rendre de ce
sable, il est à remarquer qu'on le voit fort
souvent adhérer aux côtés & au fond du
vase qui contient l'urine, sous la forme d'un
sédiment rouge. Il est vraisemblable que ce
sédiment est occasionné, parce que ces sels se
précipitent avant que d'avoir le tems de se

former en cryſtaux ; car on obſerve fréquemment ce ſédiment dans les maladies aigues,
ſur-tout dans celles qui ſont intermittentes,
ſans qu'il y ait eu précédemment ou qu'il y
ait par la ſuite des ſymptômes de gravelle.

On remarque de plus, que les perſonnes
qui ſont d'un tempéramment ſanguin & dont
les ſolides ſont forts & élaſtiques, rendent
fort ſouvent de ce ſable, & que tant qu'elles
ſont dans le même état, elles ſont très-rare-
ment ſujettes à la gravelle. C'eſt en effet
une obſervation générale, que ceux qui
ſont ſujets à cette maladie, ont naturellement, ou acquierent par leur maniere de
vivre ou autres circonſtances, de la laxité &
de la foibleſſe dans la texture de leurs ſolides ; ce qui fait que par défaut de leur action
ſur les fluides, ces derniers ſont chargés d'un
phlegme froid & épais, & par conſéquent
donne lieu à des ſtagnations & à des concrétions contre nature.

On obſerve généralement que ceux qui ne rendent qu'un gravier rouge, n'ont jamais la pierre, & cette obſervation peut être fondée vraiſemblablement ſur une expérience univerſelle, par les raiſons que je viens de dire.

D'un autre côté, je crois que l'excrétion d'un petit gravier opaque & brun eſt un ſigne certain du premier degré de cette maladie; tant que le malade rend cette ſubſtance, il ſe dépoſe au fond & aux côtés du vaiſſeau une matiere ſablonneuſe ſi tenace, qu'il eſt difficile de l'enlever, de la même couleur & de la même ſubſtance que le gravier, mais ſans être concrette.

L'opacité de ces concrétions eſt un ſigne qu'elles abondent en particules terreuſes, & leur ténacité prouve qu'elles contiennent en grande quantité un *medium* propre à les unir.

Quoi qu'il en ſoit, il arrive ſouvent que

la nature eſt ſi prévoyante, que les ſymptômes qu'on a lieu d'attendre en conféquence
de ces ſubſtances contenues dans les urines,
ne paroiſſent point.

J'ai moi-même connu pluſieurs perſonnes
qui ont rendu ſouvent une grande quantité de
pareilles ſubſtances pendant pluſieurs années,
ſans reſſentir ni douleurs, ni aucune incommodité, & que par rapport à cela, on avoit
de la peine à perſuader qu'il y eût pour l'a-
venir quelques inconvéniens à craindre (6).

(6) Il n'y a perſonne qui ne rende plus ou moins de ſubſtance
terreuſe dans ſes urines. Cette terre, qui ſe ſépare dans les voies
urinaires, ne peut jamais former de pierre, qu'il ne ſe trouve
une matiere propre à les unir : un pareil événement ne ſe rencontre que dans les cas où les fluides abondent en viſcidités, &
peut-être même encore en viſcidités d'une nature particuliere.
Je connois un octogénaire qui depuis plus de vingt ans rend,
tant par les urines que par les ſelles, une matiere terreuſe, en
ſi grande abondance, que s'étant donné l'amuſement de la ra-
maſſer, il en a formé plus de cinquante petits pains ronds de
deux pouces & demi ou trois pouces de diametre, de huit ou
dix lignes d'épaiſſeur, & peſant environ deux onces. Cette

Dans ces circonſtances, il ne faut pas ſe preſſer d'adminiſtrer à ces malades des remedes ſtimulans; car cet office rendu mal-à-propos peut leur cauſer bien des ſymptômes douloureux, qui autrement n'auroient point exiſté. Cependant , comme les opérations

ſubſtance terreuſe, dont ces petits pains ſont formés, eſt blanche comme de la craie , & un peu onctueuſe au toucher. Comme ils ſont ſolides, & ne peuvent ſe caſſer qu'à l'aide de percuſſions un peu fortes, il eſt naturel de penſer que chaque molécule terreuſe a un peu de mucoſité qui lui eſt adhérente; ſans cela, au moindre choc ces petits gâteaux ſe caſſeroient comme de la craie ou comme du blanc d'Eſpagne, ce qui n'arrive pas. Cependant, comme la perſonne qui les rend, quoiqu'âgée, n'eſt ſujette ni à la gravelle, ni à la pierre, ni même à la goutte , on doit croire que ſes humeurs ne ſont pas aſſez viſcides , ou que la viſcidité qu'elles contiennent n'eſt pas de la condition requiſe pour former des concrétions pierreuſes , ou des nodoſités de goutte. Quoi qu'il en ſoit, j'ai jetté dans une demi-once environ de leſſive des ſavonniers un fragment d'un de ces petits gâteaux que je me ſuis procuré, peſant ſept grains : deux heures après, il étoit déja réduit comme en mucilage; & le lendemain je l'ai trouvé diſſout en entier. J'ajouterai que cette même ſubſtance terreuſe jettée dans du vinaigre diſtillé & dans de l'eſprit de vitriol, n'a cauſé aucune efferveſcence.

falutaires de la nature font fouvent troublées
par une mauvaife maniere de vivre, je penfe
qu'on doit avertir ces malades de la nécef-
fité abfolue qu'il y a pour eux d'obferver un
régime exact, quant à ce qui regarde leurs
alimens, & les remedes qu'ils doivent prendre. Les uns & les autres doivent confifter
dans des fubftances douces, lubrefiantes &
rafraîchiffantes, pour prévenir toute irritation douloureufe ; pour la même raifon, ils
ne doivent prendre aucun exercice violent
ni fréquent.

Néanmoins, fi malgré tout le foin poffible, il furvient des fymptômes qui paroiffent dangereux, c'eft alors qu'il devient néceffaire d'employer les fecours de l'art.

Ces fymptômes font des retours fréquens
de douleurs violentes dans le dos & dans
les lombes, accompagnés de maux de cœur
confidérables, de vomiffemens bilieux, d'irri-

tations continues & douloureufes, & fort fouvent d'efforts inutiles que les malades font pour uriner.

Tels font les fignes indubitables qui indiquent l'exiftence de concrétions trop groffes pour pouvoir être rendues avec facilité ; & par conféquent que cette maladie eft à fon fecond degré.

Quoi qu'il en foit, il arrive quelquefois même à ce période, qu'après beaucoup de douleurs, les forces de la nature fuffifent pour procurer la fortie de ces concrétions.

Mais comme il y auroit fouvent de l'inconvénient & même du danger à fe repofer fur elles, je penfe qu'il fera bon de faire intervenir les fecours de l'art pour obtenir l'évacuation de ces fubftances avant qu'elles foient devenues trop groffes pour pouvoir paffer. Par ces moyens, on évitera la difficulté & l'ennui qu'il y a à les brifer & à les diſſoudre ; & de plus, les périodes ſubſé-quens & dangereux de cette maladie.

C'eſt pourquoi les malades qui ſont à cet état doivent obſerver un régime propre à fortifier leurs ſolides, & à atténuer leurs fluides, puiſque, comme on l'a déja obſervé, la laxité & la foibleſſe des ſolides, & par conféquent la viſcidité des fluides, ſont le plus communément les cauſes prédiſpoſantes des concrétions calculeuſes.

Quant aux médicamens, on doit d'abord eſſayer ceux qui ſont modérément diuréti-ques, unis avec les relâchans, les rafraîchiſ-ſans & les anodins, pour prévenir les irrita-tions douloureuſes & exceſſives.

Si ces remedes paroiſſent inſuffiſans pour procurer la ſortie de ces concrétions, on pourra donner avec ſuccès ceux qui ſont plus ſtimulans & plus diurétiques, & même les alkalis fixes, ſi les ſymptômes exiſtans ne s'oppoſent point à leur adminiſtration.

Le piſſement de ſang eſt un des ſymptômes qui doivent empêcher l'adminiſtration de la leſſive des ſavonniers, ou de tout autre remede diurétique & trop ſtimulant, à moins que ce ne ſoit avec la plus grande précaution.

Ce ſymptôme eſt très-fréquent lorſqu'on eſt attaqué de la pierre ; & l'on doit y faire une attention particuliere, parce qu'il indique certainement que les concrétions qui l'occaſionnent, non - ſeulement ſont trop groſſes pour pouvoir ſortir aiſément, mais encore qu'elles ſont dures, raboteuſes & garnies de pointes. Il faut avouer que ce ſymptôme eſt très-dangereux, puiſque ſi on ne le guérit promptement, il peut occaſionner des ulceres difficiles à guérir, &

peut-être même incurables dans les voies urinaires. En effet, on a quelquefois trouvé à la suite de ce symptôme qui avoit duré long-tems, les reins presque consumés, & convertis en une sanie purulente.

Si les malades dans ces circonstances rendent leur urine immédiatement après que le sang s'est extravasé dans les voies urinaires, on s'appercevra clairement de ce symptôme; mais si cette évacuation n'arrive que long-tems après, les signes seront bien différens.

La partie crasse du sang, en séjournant longtems dans la vessie, se coagule en des substances tantôt d'une texture fibreuse, tantôt de consistance granuleuse; alors sa couleur rouge se change en couleur brune foncée : de sorte que l'urine elle-même prend une nuance foncée, & dépose un sédiment qui ressemble exactement au caffé en poudre;

ſans qu'on y découvre la moindre apparence de ſang.

Lorſque ce ſymptôme ſe manifeſte, on ne doit point adminiſtrer de préparations lexivielles ou alkalines, à moins que ce ne ſoit en ſi petite quantité qu'elles ne puiſſent pas produire de violentes irritations, ou qu'elles ne ſoient corrigées par d'autres remedes qui mettent un frein ſuffiſant à leur qualité irritante.

J'ai vu la leſſive des ſavonniers, avec ces précautions, donnée fort avantageuſement même pendant ces ſymptômes, & j'ai appris qu'un malade qui en ſouffroit depuis long-tems, étoit enfin venu à bout de s'en guérir par la leſſive des ſavonniers, en même-tems que les autres accidens qui indiquoient certainement l'exiſtence d'une pierre dans la veſſie, perdoient auſſi à meſure de leur intenſité.

Il arrive de plus quelquefois, que les frot-
temens continus & douloureux que font
éprouver aux parois internes des voies urinaires des calculs gros & raboteux, les dé-
pouillent d'une partie de cette mucofité qui
a été deftinée par la nature à les lubrefier &
à empêcher qu'elles ne fuffent fenfibles à
l'acrimonie des urines. Il naît de là des irritations fréquentes, accompagnées d'efforts
douloureux & fouvent inutiles pour uriner;
on fent que les conftrictions inflammatoires
dans ces parties, qui font la fuite des irritations précédentes, doivent retarder beaucoup, fi même elles n'empêchent pas tout-
à-fait la guérifon de ces fymptômes.

Lorfque je fuis appellé pour des malades
attaqués de ces fympômes compliqués, je
leur fais tirer fur le champ une auffi grande
quantité de fang, que leurs forces peuvent
le permettre, dans la vue de défemplir leurs
vaiffeaux, qui doivent être trop diftendus;

par

par les retours fréquens des symptômes précédens, & qui par conséquent font plus sujets à être déchirés & blessés par le frottement que ces corps durs leur font éprouver avec leurs aspérités.

Après cela je pense que sans attendre plus long-tems, on doit leur administrer la lessive des savonniers avec les précautions convenables, comme le moyen le plus efficace pour détruire la cause de cet accident.

Pour empêcher que le long usage d'une substance si âcre, ne cause de fortes irritations, je suis d'avis qu'on employe d'abord ses préparations les plus foibles, & même qu'on les unisse à d'autres remedes qui par expériences se font trouvés propres à calmer ces symptômes : en même-tems on observera un régime le plus propre à fortifier les solides, à atténuer les fluides & à faciliter la sortie des substances qui causent la maladie.

K

Les remedes propres à remplir ces vues
font les fubftances douces, mucilagineufes,
rafraîchiffantes & anodines, telles que les
mauves, les guimauves, la régliffe, les amandes douces, la graine de lin, l'orge & les
autres fubftances de pareille nature : les efpeces de gommes qui fe diffolvent aifément
& en totalité dans l'eau, comme la gomme
arabique, la gomme du Sénégal, la gomme
adragant & les autres : les fubftances géla-
tineufes, telles que les décoctions ou bouillons préparés avec la chair des jeunes ani-
maux, comme poulets, veaux & agneaux :
les gelées faites avec les fubftances animales
& végétales, comme avec les rapures de
corne de cerf & d'yvoire, le talc, les pieds
de veau, le fagou & le falep; à quoi on
peut ajouter les fubftances huileufes, comme
l'huile d'amandes douces récemment tirée,
& fans feu, celle de graine de lin, le blanc
de baleine, &c.

Toutes ces fubftances ou leurs différentes préparations peuvent être prefcrites, foit comme aliment, foit comme médicament fous les formes & quantités les plus agréables & les plus convenables; fi les malades ont la fiévre, on y ajoutera du nître; & fi en même-tems l'excès de l'irritation les fait beaucoup fouffrir, alors il fera néceffaire d'en venir aux anodins & même aux opiats.

Quant à ce qui regarde les formules particulieres que l'on prefcrit dans ces fortes de cas, je penfe qu'il n'eft pas néceffaire d'en donner ici des exemples; parce je ne doute point que pour peu qu'on ait vu de malades attaqués de la pierre, on n'en ait fous la main une grande variété.

Tant que le malade continue à piffer du fang, il ne doit faire que peu ou même point d'exercice, parce que tout mouvement peut

caufer de l'irritation, & occafionner de nou-
veaux déchiremens dans les parties.

Si, malgré toutes ces précautions, ce
fymptôme continue, il faut avoir recours aux
différentes efpeces d'aftringents & de ftyptiques. Les aftringents, en refferrant & for-
tifiant les vaiffeaux ; & les ftyptiques, en
bouchant & agglutinant leurs ouvertures, feront fort efficaces pour arrêter ce fymptôme.

Comme l'*uva-urfi*, ou boufferolle, eft une
plante aftringente, je la préfere à toutes les
autres de cette claffe pour ce fymptôme particulier, tant à caufe de l'expérience que j'ai
de fon efficacité finguliere, que parce que
beaucoup de Médecins dignes de la plus
grande confiance certifient fes excellentes
qualités.

Le célebre Doƈteur DE HAEN en particulier a éprouvé fon efficacité furprenante

en nombre d'occaſions, pour adoucir la violence non-ſeulement de ce ſymptôme, mais auſſi des autres qui ſe rencontrent dans le cours de cette déplorable maladie. Ce Médecin annonce que cette plante, ſur-tout ſi on l'aſſocie avec les opiats, produit les effets les plus ſalutaires dans tous les degrés de cette maladie, quelque compliquées ou menaçantes que ſoient les circonſtances, à moins que ce ne ſoit dans des cas où la lithotomie elle-même ne ſeroit peut-être pas ſuivie de ſuccès (*). Ce Docteur penſe que trente grains de ces feuilles pulvériſées, données deux ou trois fois par jour, & continuées pendant un tems conſidérable, font une quantité ſuffiſante pour obtenir tous les avantages qu'on peut en attendre.

Cependant je crois qu'on peut donner le double de cette doſe, & même qu'on peut encore ſe ſervir en même-tems d'une infu-

___

(*) *Ratio medendi, Lugd. Bat.* 1761.

K 3

sion, ou plutôt d'une décoction d'une once de ces feuilles dans l'espace de vingt-quatre heures.

Si l'hémorragie est opiniâtre & considérable, malgré tous les efforts que l'on fait pour l'arrêter, on a raison de s'attendre qu'il ne tardera pas à se former des ulceres dans les voies urinaires.

On sera certain de l'existence de ces ulceres, si le malade rend du pus & des portions membraneuses avec ses urines, qui en même-tems sont d'une odeur très-fétide.

Dans ces circonstances, il faut associer aux remedes précédens les baumes naturels & les especes les plus douces de résines thérébentinées.

Quant à ce qui regarde les substances naturellement balsamiques, le baume de

copahu, à caufe de fes vertus douces, pur-
gatives, & diurétiques, contribue beaucoup
à faciliter la fortie des fubftances calcaires,
dures & remplies d'afpérités; & par fes propriétés vulnéraires & balfamiques, on a des
raifons de croire que non-feulement il arrê-
tera l'hémorragie, mais encore qu'il pourra
guérir les ulceres qui en auront été les fuites (*).

Pour les remedes qui font plus puiffamment aftringents, le kinkina & les ftyptiques vitrioliques, fi on les adminiftre conjointement, & qu'en même-tems on leur
affocie des opiats, pourront arrêter très-effi-
cacement, non-feulement cette hémorragie,
mais auffi toute autre de quelque partie du
corps qu'elle provienne, & quelle que foit
fa caufe.

(*) *Vid. Pharmacopœia extemporanea, Authore Thoma
Fuller, M. D. fub formulis Mixtura balfamica & Mixtura
balfamica nephritica.*

K 4

Pour arrêter néanmoins ce flux de fang, & guérir les ulceres qu'il peut avoir produits, je recommande l'ufage de cette racine qu'on nous apporte en grande quantité du Bréfil fous le nom de *pareira brava*, non-feulement parce que les expériences répétées ont prouvé que c'étoit un puiffant diurétique ; mais de plus, parce que c'eft un remede fort efficace pour atténuer la vifcidité des humeurs (*).

Jufqu'à préfent je n'ai confidéré cette hémorragie que comme caufée par l'exiftence de concrétions calculeufes dans les reins & leurs conduits excrétoires; mais ces fubftances une fois tombées dans la veffie , fi elles ne font pas rendues promptement & en totalité, bientôt elles feront trop groffes pour fortir , & alors la pierre exiftera dans la

(*) *Vid. Tractatus de Materia Medica, Authore* STEPHANO FRANCISCO GEOFFROY, *M. D. Tom. II, p.* 11. *Ed. Parifiis, an.* 1741.

veffie , & produira ces fâcheufes conféquences.

Mais fi par l'ufage des remedes dont on
a parlé ci-deffus ou autres de la même efpece, le piffement de fang vient à ceffer,
il faudra travailler fur le champ à en détruire la caufe. Pour cet effet, je penfe que
rien ne fera plus efficace que la folution des
fels alkalis fixes dans l'eau ou la leffive des
favonniers.

Je fuis intimement perfuadé que fi on la
donne alors en petite quantité, & qu'on en
ménage les dofes felon que les différens
fymptômes & les circonftances le requerre-
ront, on pourra toujours en obtenir beaucoup davantage , même dans les plus fâcheux
périodes de cette maladie.

Cependant, pour rendre ces fuccès en-

core plus certains, il faut que les malades,
pendant son usage, observent le régime le
plus exact quant à leur nourriture & leur
exercice. Pour ce qui regarde ce dernier
article, ils peuvent aller à cheval, en voiture sur des chemins difficiles, courir &
danser, pourvu que cela ne leur cause point
d'irritations trop douloureuses.

Mais quelque doux que soit un exercice,
s'il excite de pareilles irritations, le malade
doit se le défendre; car si d'un côté, cet
exercice peut faciliter la sortie des concrétions calculeuses; de l'autre, il peut occa-
sionner les symptômes les plus dangereux.

Si l'hémorragie ne cede pas aux remedes
prescrits ci-dessus, je recommande depuis
trente jusqu'à soixante gouttes de la lessive
dont j'ai parlé dans la premiere Partie de cet
Essai, à prendre deux ou trois fois par jour
dans une chopine d'apozême mucilagineux

compofé en plus grande partie avec la boufferolle & le *pareira brava.*

On peut fe modeler pour les remedes qui
conviennent dans ce cas fur la décoction
fuivante.

Faites bouillir des feuilles de boufferole
& des racines de *pareira brava*, de chaque fix gros; de racines de guimauve
& de réglifle, de chaque trois gros;
deux gros de gomme arabique & un
gros de graine de lin dans trois pintes
d'eau, jufqu'à ce que cela foit réduit au
quart : on paffera la liqueur, on l'adoucira avec du firop de pavot blanc, ou
du firop de guimauve.

Je ne doute point que ces remedes ne
fervent beaucoup à fupprimer le piffement
de fang, fi on les donne à la diftance de
deux heures avant & après les repas, fur-
tout fi de tems en tems on leur affocie des

opiats en affez grande quantité, foit pour prévenir, foit pour calmer les irritations fréquentes & douloureufes.

Il arrive quelquefois que les dofes d'opium néceffaires pour produire ces effets, caufent des conftipations exceffives & opiniâtres : dans ce cas, il faut avoir recours aux remedes que l'expérience a démontré être les plus efficaces pour procurer l'évacuation des matieres endurcies, & il faudra les répéter toutes les fois qu'il fera néceffaire.

Il fe rencontre auffi des perfonnes qui ne peuvent fupporter l'opium, même en petites dofes, fur-tout s'il en faut continuer l'ufage long-tems ; ce remede leur donne des maux de cœur, & les fait vomir. Je voudrois qu'on leur fît prendre en place d'opium une efpece de fel préparé avec le borax, qu'on appelle le fel fédatif, & qui, felon ce que j'ai appris, produit les mêmes bons effets, fans en avoir les inconvéniens, fi on le donne à la quantité de trois grains.

Parmi les fymptômes qui pendant leur durée demandent une égale précaution dans l'adminiftration de la leffive des favonniers, & auffi de tout autre remede diurétique fti-mulant, il faut particulierement faire atten-tion au fuivant.

Dans les accès de néphrétique, fi les con-crétions calculeufes qui, dans le principe, font formées dans les reins font groffes & dures, il arrive fouvent qu'étant chaffées du baffinet, elles ont de la peine à paffer, & s'engagent dans les uréteres, ces conduits étroits dont le fentiment eft fi exquis, & qui font fi irritables, par lefquels l'urine paffe des reins à la veffie. L'obftruction que ces calculs y occafionnent excite des contrac-tions fpafmodiques dans ces parties & les voifines, qui peuvent produire prefque tous

les ſymptômes ſuivans, enſemble ou ſéparément.

Des douleurs poignantes dans le dos
& les lombes, qui reſſemblent ſi fort à
celles qui dépendent des rhumatiſmes, qu'à
moins qu'on ne faſſe une attention ſérieuſe
aux ſymptômes qui les ont précédés & qui
les accompagnent, on ne peut pas les en
diſtinguer.

Il faut cependant avouer que les aɛtions
de flexion & d'extenſion peuvent en quelque ſorte ſervir à diſtinguer ces maladies
l'une de l'autre, d'autant plus que l'on obſerve ſouvent que ces mouvemens ne peuvent s'exécuter qu'avec douleur & difficulté
dans les rhumatiſmes, tandis qu'il n'en eſt
pas de même dans les douleurs néphrétiques.

Des douleurs ſi violentes dans le bas-
ventre, qu'on les prend ſouvent pour des

accès de colique; mais les perſonnes qui ont le diſcernement plus juſte, les appellent aſſez convenablement colique néphrétique.

De grands maux de cœur, accompagnés de vomiſſemens bilieux ſi énormes & ſi continus, qu'ils empêchent les malades de retenir ni nourriture, ni médicament.

Une conſtipation opiniâtre qui étant ſouvent accompagnée de douleurs violentes dans le bas-ventre, eſt regardée comme produite par une inflammation des inteſtins, & trop ſouvent traitée d'une maniere peu convenable d'après cette ſuppoſition.

De la ſtrangurie, du téneſme ou des irritations fréquentes & douloureuſes, & des efforts inefficaces pour uriner ou pour aller à la ſelle.

Tous ces ſymptômes arrivent communément lorſque les uréteres ſont bouchées par ces ſortes de ſubſtances, même quoiqu'elles ſoient unies; ſi par haſard elles ſe trouvent raboteuſes & remplies d'aſpérités, & qu'elles y reſtent quelque tems, non-ſeulement les ſymptômes précédens augmenteront; mais encore il s'en manifeſtera d'autres plus ef-frayans encore, tels que des irritations & des conſtrictions plus fréquentes & plus dou-loureuſes, la rétention totale des urines, une conſtipation plus opiniâtre, & même preſqu'inſurmontable, des ruptures plus fré-quentes de gros vaiſſeaux ſanguins, & con-ſéquemment des hémorragies plus conſidé-rables. Si on ne remédie pas promptement à ces ſymptômes, ils ſe termineront par des inflammations, des ulceres, la gangrenne & la mort (7).

(7) Dans ces circonſtances mêmes, la mort du malade peut être la ſuite d'une fievre cauſée par le reflux des urines dans la maſſe du ſang. J'ai vu ce cas arriver en la perſonne d'un Frere Capucin de la rue Saint-Jacques, nommé le Frere MARTIN, dont j'ai fait l'ouverture du cadavre en préſence de

S'il

S'il eſt évident qu'il ne faut point adminiſtrer les alkalis fixes, ni autre remede diurétique & fort ſtimulant aux malades qui
ſont dans ces circonſtances, il ne l'eſt pas
moins qu'il eſt utile de ſuivre alors une méthode contraire, & de leur faire prendre
des remedes émolliens, adouciſſans, lubré

M. CHOMEL, M. D. le Mercredi 27 Juin 1762. Ce Frere,
attaqué d'une colique néphrétique des plus cruelles, avoit paſſé
les huit derniers jours de ſa vie ſans rendre une ſeule goutte
d'urine. Je trouvai les deux uréteres tout-à-fait obſtrués; le
droit, par la préſence d'un calcul de la groſſeur & de la longueur du pouce, (il y a apparence que cette obſtruction datoit de loin; & le gauche, par une multitude de petits graviers de la groſſeur de pois. Les matieres pierreuſes obſtruoient
les uréteres, de façon qu'il ne pouvoit y couler une goutte
d'urine. Le reſte des uréteres étoit extrêmement dilaté, ainſi
que les baſſinets, & ces canaux étoient remplis d'urine.

Je trouve ſur mes *Adverſaria*, qui me fourniſſent cette
note, que le ſujet de cette obſervation avoit ſoixante ans;
qu'il étoit depuis très-longtems attaqué d'aſthme, & qu'il avo·t
au moins l'épaiſſeur de trois doigts de graiſſe ſur tout le corps;
ſurabondance de graiſſe que j'ai obſervée ſur pluſieurs cadavres de gens attaqués pendant leur vie de maladie qui gênent la circulation du ſang & la liberté de ſon mouvement.

L

fians, relâchans, anodins, & conféquemment propres à faciliter la defcente de ces
calculs dans la veffie.

Je fuis donc d'avis que les malades attaqués de ces accidens foient faignés fur le
champ, autant que leur âge & leur force
pourront le permettre. J'ai fouvent obfervé
que ce remede produit un tel degré de relâchement, que les fubftances qui caufoient
l'obftruction ont été pouffées fi vîte dans la
veffie par les efforts de la nature, que le
malade a paffé, comme par enchantement,
de l'état le plus douloureux à l'état le plus
tranquille.

Si la faignée feule n'a point de fuccès,
il faudra avoir recours à d'autres remedes,
felon que les différens fymptômes & les circonftances le requerront.

Entre ces remedes, je n'en connois point

qui foit plus propre à procurer un foulagement fubit que l'opium. Ce remede ordinairement procure du fommeil, pendant lequel les irritations douloureufes font fuf-
pendues, ce qui caufe un relâchement qui
permet aux calculs qui étoient reftés dans
les uréteres nonobftant la faignée, de defcendre dans la veffie.

Pour confirmer les falutaires effets de
l'opium dans cette maladie, il eft remarquable que le célebre Docteur HARVEY,
celui à qui l'on doit la découverte de la circulation du fang, fe délivra d'un accès de
néphrétique très-violent en prenant une
grande quantité de *laudanum* liquide ; ce qui
lui fit rendre de très-groffes pierres pendant
fon fommeil (*).

Si dans cet état de la maladie ni les fai-
gnées, ni les opiats ne réuffiffent point, il

(*) PITCAIRN, *Elementa Medicinæ, cap. de Calculo.*

faudra faire une attention particuliere aux maux de cœur & aux vomiſſemens bilieux, qui ſont à beaucoup d'égards autant d'efforts que fait la nature pour ſe débarraſſer de ces ſubſtances qui bouchent les voies urinaires.

C'eſt pourquoi, loin d'arrêter ſur le champ ces vomiſſemens, il faut encore les augmenter par une grande quantité de boiſſon tiede émolliente & délayante. Cette méthode peut procurer un double avantage ; la nature ſera d'abord aidée dans les efforts qu'elle fait pour chaſſer les calculs, & l'eſtomac ſe délivrera d'un poids d'humeurs bilieuſes, âcres & viſqueuſes ; ce qui le rendra plus propre à recevoir & retenir les autres médicamens.

Si cependant les vomiſſemens ne procuroient pas l'effet qu'on en attend, & continuoient avec la même violence, il faudroit travailler à les arrêter. Je ne connois rien de plus efficace pour cet effet qu'un julep fait avec le fel d'abfynthe & le fuc de limon dans un véhicule ftomachique, auquel on affocie des opiats, que l'on donne dans le moment de l'effervefcence.

La conftipation opiniâtre n'eft que trop fouvent un fymptôme qui accompagne cette maladie lorfqu'elle eft à ce degré. Si on ne la fait paffer promptement, elle peut produire de très-mauvais effets. En effet, fi ce fymptôme continue long-tems, les inteftins fe trouveront tellement remplis d'excrémens endurcis, qu'ils empêcheront par leur preffion les uréteres de fe dilater fuffifamment pour donner paffage aux corps étrangers qui les obftruent : de-là naîtra une variété d'accidens fort douloureux & dangereux.

Les inteftins eux-mêmes étant fi fort diftendus, il y a lieu de craindre que la circulation du fang ne foit interrompue dans leurs

vaiſſeaux au point de produire de la morti-
fication ; ce qui arrive ſouvent dans toutes
les maladies douloureuſes du bas-ventre, de
quelques cauſes qu'elles proviennent, lorſque la conſtipation opiniâtre en eſt un
ſymptôme.

Dans ces circonſtances, il faut évacuer,
auſſitôt qu'il eſt poſſible, les excrémens endurcis, ſoit en donnant ſouvent des lavemens lubréfians & émolliens, ſoit, en cas
que ceux-là ſoient inſuffiſans, en en injec-
tant de purgatifs d'abord de l'eſpece des lé-
nitifs ; & enſuite, ſi malheureuſement cela
eſt néceſſaire, de ceux qui agiſſent avec plus
de force.

Mais comme les purgatifs âcres & draſ-
tiques occaſionnent ſouvent des irritations
douloureuſes, au point que le malade ne
peut les retenir, ou que s'il les retient à l'aide
des opiats, ils excitent des inflammations

foit dans l'eftomac, foit dans les inteftins ;
pour ces raifons, d'après plufieurs expériences, j'ai employé une huile que l'on obtient
foit par expreffion, foit par coction, des
graines du ricin d'Amérique, ou *palma chrifti.*
On nous apporte de cette huile en grande
quantité des Indes Occidentales, fous le
nom d'huile de caftor ; c'eft un remede qu'on
peut employer très-fûrement : une cuillerée
à bouche ou deux de cette huile donnée à
chaque fois, & répétée fi le mal eft opiniâtre, manque rarement de produire l'effet d'un purgatif très-efficace, & agit en
même-tems comme un remede très-bien
adapté pour procurer du foulagement dans
les douleurs néphrétiques.

Un malade qui depuis plufieurs années
étoit fujet à de fréquens retours de cette
maladie, après avoir effayé une grande quantité de différens remedes fans aucun effet,
eut à la fin recours à cette huile. Il en pre-

noit une ou deux cuillerées à bouche le
matin à jeun, lorſqu'il avoit lieu de craindre le retour de quelque accès. Ce remede
le ſoulagea au point qu'il vécut en fort bon
état, ſans éprouver la moindre menace des
mêmes accidens juſqu'à ſa mort, qui eſt ar-
rivée il y a environ deux mois, à la ſuite
d'une maladie aigue.

Pendant la continuation d'un accès de
néphrétique, il ſurvient quelquefois du téneſme & de la ſtrangurie : ſi la ſtrangurie
eſt la maladie la plus conſidérable, le malade prendra une grande quantité d'apozême
mucilagineux & diurétique aſſociée avec
des opiats: ſi c'eſt au contraire le téneſme,
alors on injeſtera en maniere de lavement
une très-petite quantité de décoſtion de
graine de lin avec une plus forte doſe d'o-
pium : le malade retiendra cette injeſtion le
plus longtems qu'il lui ſera poſſible; & on la
répétera auſſi ſouvent qu'il ſera néceſſaire.

Voilà les moyens les plus efficaces, foit pour guérir abfolument, ou au moins pour foulager les malades attaqués de ces fymptômes très-inquiétans & fort douloureux; cependant fi tous ces moyens n'avoient pas encore tout le fuccès qu'on en defire, il faudroit avoir recours aux fuivans.

Les fomentations externes, les embrocations relâchantes, émollientes & anodines, & par deffus tout, le demi-bain ou le bain tiede, dans lequel on fait tenir le malade pendant un certain tems, ont fouvent réuffi après que les autres moyens avoient manqué.

Les injections fréquentes de lavemens émolliens & lubréfians feront non-feulement l'office de fomentations internes relâchantes; mais encore, fi l'on y joint de doux purgatifs, ils procureront l'évacuation des excrémens; & de ces deux manieres ils feront très-utiles.

Cependant fi après tout l'évenement ne répond point aux efpérances, alors il faudra avoir recours à l'opium, qui, pourvu qu'on le donne à certaine dofe, felon que les circonftances différentes & les fymptômes l'exigeront, fera le moyen le plus efficace pour faire defcendre les calculs dans la veffie, furtout fi en même-tems on fait prendre au malade une bonne quantité d'apozême mucilagineux , lubréfiant & diurétique. Si le malade a la fiévre, il faudra lui prefcrire un régime rafraîchiffant & relâchant avec le nître. Si la douleur eft grande, on pourra augmenter la dofe d'opium ; & fi le ventre eft refferré, on infiftera fur les lavemens ou fur l'huile de *palma chrifti*, qui a déja été recommandée ci-deffus.

Lorfque la veffie eft le fiége de la maladie, fi les concrétions ne font pas promptement & totalement expulfées, elles acquerront bientôt trop de volume pour pouvoir l'être ;

& on ne pourra efpérer de foulagement qu'en effayant de les brifer & de les diffoudre.

S'il arrivoit qu'un calcul trop gros tombât ou s'engageât dans le col de la veffie, & bouchât totalement l'urètre, il s'enfuivroit une fuppreffion totale d'urine.

Comme ce fymptôme eft fort dangereux, il faut travailler fur le champ à le guérir. Pour cet effet, on placera le malade fur le dos, la tête & les parties fupérieures dans une pofition plus baffe que le refte du corps, les parties inférieures au contraire dans une pofition plus élevée; on effayera alors par des concuffions & des fecouffes légeres à faire retomber ce calcul dans la veffie : fi ces moyens font fans fuccès, il faudra avoir recours à la fonde.

Mais dans ces circonftances mêmes, j'ai fouvent éprouvé les bons effets de l'opium, qui en très-peu de tems a tellement relâché les parties, que des concrétions d'une grof-feur furprenante ont pu y paffer.

Parmi un grand nombre d'exemples de l'efficacité de l'opium dans ce cas qui fe font rencontrés dans ma pratique, en voici un fort fingulier.

Un Médecin âgé, extrêmement gros, ayant été tourmenté violemment pendant plufieurs jours de douleurs confidérables & de rétention totale d'urine, occafionnées par une groffe pierre qui bouchoit le canal de l'urètre, eut recours au bain tiede. Pendant qu'il y étoit, il defira que j'injeftaffe un peu d'eau tiede dans le paffage; je le fis, & cette opération ayant changé la pofition de la pierre, il fouffrit de fi cruelles douleurs que fa vie paroiffoit en danger. Dans cette extrémité, un autre Médecin lui confeilla de prendre une forte dofe d'opium en fubftance. Ce

remede calma bientôt la violence de la douleur ; un fommeil paifible fuccéda & continua toute la nuit. Le lendemain matin ,
on trouva dans fon lit une pierre dure &
raboteufe groffe environ comme le bout du
doigt, qui étoit paffée avec fes urines ; &
depuis ce moment, il vécut très-longtems
fans être attaqué de nouvelles douleurs.

Ces exemples que j'ai fouvent rencontrés
m'encouragent à recommander l'opium comme une addition très-utile à la leffive des
favonniers ; & je ne doute point que par
fes vertus anodines & relâchantes, il ne
puiffe prévenir les irritations douloureufes,
& les concrétions qui furviennent quelquefois au premier ufage que l'on fait de ce
remede.

J'ai fur-tout très-grande raifon de croire
que la leffive dont j'ai donné la compofition, produira tous les bons effets que l'on

peut attendre des remedes de cette espece,
fans avoir les inconvéniens qui accompagnent l'ufage des autres préparations des
fels & fubftances lexivielles. C'eft pourquoi
je recommande de l'employer de bonne
heure, avec les précautions, fous les con-
ditions & avec les combinaifons des autres
remedes dont j'ai parlé ci-deffus, & felon
que les fymptômes pourront le requérir. Ce
que j'offre au Public étant totalement fondé
fur l'expérience, j'efpere qu'on paffera à un
homme âgé d'avoir expofé fes connoiffances
fans avoir affecté aucun ornement dans fa
manière de s'énoncer; & même que s'il lui
étoit échappé quelqu'inexactitude, on voudra bien n'y point faire attention.

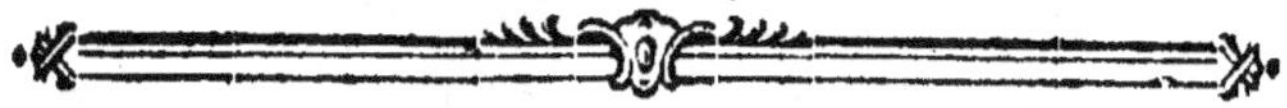

LETTRE

*De M. T. L*ANE *de la S. R. à M. G.*
H*EBERDEN,* D. M. *de la S. R.* (8)

MONSIEUR,

QUOIQU'UN grand nombre d'expériences
faites par d'habiles gens fur les fubftances
qui entrent dans la compofition des remedes
de Mademoifelle STEPHENS, femble prouver que la chaux & le fel alkali font les
principes les mieux adaptés à la cure de la
pierre, fi même ils ne font pas les feuls
qui agiffent dans ce *Salmigondi* dégoûtant;
néanmoins il me paroît que ces expé-

---

(8) Extraite des Tranfactions Médicales, feconde Edition
Angloife, 1772. *in-*8°. p. 112.

riences n'ont pas été faites de maniere à obtenir ce degré de certitude que quelques expériences de plus auroient pu leur concilier.

Il eft vrai que la pratique prefqu'univerfellement reçue actuellement, donne la préférence à une leffive préparée avec ces deux ingrédiens, qu'on regarde en conféquence comme une compofition plus agréable aux malades, mieux formulée & au moins auffi efficace qu'aucun autre remede lithontriptique : mais les recherches fe font terminées là, & on a publié différentes recettes pour faire la meilleure leffive à employer dans cette occafion, fans que chaque Auteur ait donné quelque raifon bien probante de la méthode particuliere qu'il confeille. La gravité fpécifique de ces préparations eft d'ailleurs fi différente, que leur dofe convenable doit extrêmement varier, fi l'on en excepte la leffive du Difpenfaire de Londres, où l'on a pris un foin particulier de déterminer fon poids (9).

L'incertitude de ces préparations m'a donné l'idée de faire des recherches particulieres fur ce fujet. Je vais vous rapporter avec exactitude les effets des expériences que j'ai faites fur chacun de ces ingrédiens

(9) Voici la formule de cette leffive.

Lixivium Saponarium.

» ℞. Cinerum Ruſſicorum.
» Calcis vivæ, pondera æqualia.

» Calci & cineribus aquam inftilla , donec calx extincta
» fit; tum aqua largius affufa, bene peragita, ut cinerum fal
» fedo liquefcat; deinde quiefcere permitte, & liquorem fi
» opus fit, per chartam colatum in aliud vas transfunde. Hu
» jus liquoris menfura libralis cautiffime examinata uncias
» fedecim pendere oportet. Si ponderofior fit; quot drachmis
» hoc pondus excedat, totidem pondere fefcunciæ aquæ in
» fingulas menfuras librales addendæ funt : fin vero fit le
» vior, liquor decoquendus eft , donec totidem fefcunciæ
» fint confumptæ; vel calci cineribufque recentibus denuo
» affundendus ».

M

féparément, & en variant leurs combinaifons fuivant différentes proportions.

Pour qu'il ne fe glifsât aucune incertitude
dans mes expériences, à caufe de quelque
variété accidentelle des fubftances fur lef-
quelles je travaillois, j'ai tâché d'y obvier
en employant la méthode fuivante.

Avant de commencer mes expériences :

1. J'ai réduit en poudre une quantité fuffifante de chaux bien calcinée ; & c'eft de-
là que j'ai pris & pefé la chaux qui a fervi
à mes épreuves, parce qu'il arrive fouvent
que non-feulement différens morceaux de
chaux, mais même que différentes parties
du même morceau ne font pas également
calcinées.

2. J'ai pulvérifé la potaffe (10) dont je

____

(10) Les Anglois emploient dans le commerce différentes
fortes de potaffes.

me fuis fervi, afin que le tout fût exactement de la même pureté.

Ils tirent la premiere d'Allemagne; c'eft celle qu'ils appellent *Pearl-ash*, & dont M. T. LANE s'eft fervi pour fes
épreuves. Cette potaffe eft de couleur de perle ou bleuâtre,
couleur que ces efpeces de fels reçoivent dans la calcination
par le contact de quelque matiere inflammable. De quelque
couleur que foit cette potaffe, c'eft un alkali affez pur. Si on
la diffout dans l'eau, ou qu'on la laiffe tomber en déliquium
à l'air, elle ne laiffe qu'une petite quantité de matiere terreufe,
rarement plus grande que celle que laiffent les autres fels
alkalis, lorfqu'on répete leur folution & leur calcination. La
feule chofe qu'on puiffe lui reprocher, c'eft que quelquefois
elle contient quelques autres matieres falines, & principalement du fel marin.

Leur feconde efpece de potaffe eft une maffe faline beaucoup plus impure; elle a retenu le nom de *pot-ash*. Il paroît
que c'eft de cette efpece dont il eft toujours queftion dans
l'Ouvrage du Docteur BLACKRIE; du moins, c'eft toujours
ce mot qu'il emploie. Celle-là eft toujours réputée la meilleure, qui vient de Ruffie ou de Mofcovie. Elle eft d'une
couleur brune, très-dure, & s'humecte très-difficilement à l'air.
Si on la fait bouillir dans l'eau, elle dépofe une quantité de
terre infoluble, qui furpaffe de beaucoup la partie faline. Elle
eft néanmoins puiffamment alkaline; fon goût eft plus piquant; elle fature mieux les acides, & elle eft plus propre

3. J'ai mis auffi en poudre le calcul humain que j'ai employé, afin que les furfaces & les parties expofées aux diffolvans fuffent les mêmes, autant qu'il feroit poffible, dans toutes les expériences ; parce que non-feulement des calculs différens font plus ou moins folubles, mais encore parce qu'il en eft de même des différentes lames de la même pierre.

Expérience I.

J'ai fait diffoudre une partie de potaffe dans huit parties d'eau, & j'ai filtré la folution.

à diffoudre les huiles que des fels alkalis beaucoup plus purs ; c'eft ce qui fait qu'on la préfere dans les favonneries. Le Docteur Home, dans fes Effais fur le Blanchiffage, a démontré par un grand nombre de curieufes expériences, qu'elle contient beaucoup de chaux.

Enfin ils en reçoivent une troifieme efpece d'Efpagne, qu'ils nomment *fpanish-ash-barrilla*, qui eft celle dont il eft fait mention à la fin de cette Lettre de M. T. Lane. C'eft vraifemblablement ce que nous appellons la foude d'Alicante.

J'ai jetté fix grains de calcul dans deux onces & demie de la précédente folution ; & après avoir laiffé le tout dans une bouteille bien bouchée l'efpace de douze heures, je l'ai verfé fur un papier à filtrer. Ce qui eft demeuré fur le papier a été bien lavé avec de l'eau diftillée ; enfuite le même papier & ce qui étoit refté deffus infoluble, ont été expofés à fécher devant un petit feu, & j'ai retrouvé mes fix grains comme je les y avois mis.

EXPÉRIENCE II.

J'ai filtré une eau de chaux faite avec une partie de chaux fur feize parties d'eau.

J'ai jetté fix grains de calcul dans deux onces & demie de cette eau, & après l'avoir laiffé repofer douze heures, j'ai verfé le tout fur un filtre, & après l'avoir fait fécher, j'ai trouvé qu'il ne reftoit plus que trois grains cinq seiziemes de grain (*).

Ces expériences ont été répétées, fans trouver aucune variation dans leur réfultat; ce qui fait voir qu'une folution de fel alkali ne poffede en elle-même aucune vertu lithon-triptique. C'eft ce qui m'engagea à effayer la vertu diffolvante de la chaux & du fel, mêlés en différentes proportions.

Expérience III.

J'ai mêlé enfemble de la chaux & de la potaffe avec de l'eau bouillante, fuivant les proportions fuivantes, diftinguées chacunes par les lettres fuivantes :

a	chaux, ʒ j.	eau, ℥ viij.	fel, ʒ j.		
b	—— ʒ ij.	— D°.	— D°.		
c	—— ʒ iij.	— D°.	— D°.		
d	—— ʒ iv.	— D°.	— D°.		
e	—— ʒ vj.	— D°.	— D°.		
f	—— ʒ viij.	— D°.	— D°.		

(*) J'obferverai que pour ces expériences délicates, j'emploie des moyens avec lefquels je puis déterminer jufqu'à un $\frac{1}{32}$ de grain *troy*.

Je laiſſai ces mêlanges dans des fioles bien bouchées, & enſuite je les filtrai chacun à part.

Je mis ſéparément une demi‑once de chacune de ces ſolutions dans des verres, & dans chaque je jettai huit grains de calcul : le tout ayant repoſé cinq heures, fut verſé ſur ſix papiers à filtrer, avec demi‑once d'eau diſtillée, pour laver les particules de pierres qui n'avoient point été diſſoutes.

Lorſque tout eut été bien ſéché, je trouvai le réſultat ſuivant.

	grains.			grains.
Dans a il reſtoit	$6\frac{3}{8}$,	conſéquemment a avoit diſſout		$1\frac{5}{8}$.
b ———	$5\frac{1}{4}$	b ———		$2\frac{3}{4}$.
c ———	$2\frac{1}{8}$	c ———		$5\frac{7}{8}$.
d ———	$\frac{3}{4}$	d ———		$7\frac{1}{4}$.

Les réſidus de e & de f étoient ſi petits, que mon trébuchet ne pût les ſaiſir. Je ne retrouvai ſur ces papiers qu'une tache ; mais plus forte fur *e*, où la proportion de la chaux étoit moindre.

EXPÉRIENCE IV.

a	chaux,	ʒ ij.	fel, ʒ ij.	eau,	℥ vj.
b	——	ʒ iv.	— Dº.	—	Dº.
c	——	℥ vj.	— Dº.	—	Dº.
d	——	ʒ viij.	— Dº.	—	Dº.

Ces mêlanges ont été préparés felon cette méthode.

La chaux a d'abord été détrempée avec deux fois fon poids d'eau. Lorfque le mêlange a commencé à fe réfroidir, j'y ai ajouté le fel, que j'y ai bien incorporé. La mixture étant parfaitement réfroidie, j'ai encore ajouté de l'eau, de maniere à rendre le tout fluide ; enfuite je l'ai mis dans une bouteille bien bouchée, où il eft demeuré vingt-quatre heures. J'ai ajouté le refte de l'eau, & j'ai bien remué ce mêlange.

Le lendemain j'ai examiné chaque folu-tion, & j'ai trouvé qu'il n'y avoit que *a* qui contint de l'air fixe, encore en petite quan-tité ; ce que j'ai connu, parce qu'il ne fai-foit que très-légerement effervefcence avec l'acide vitriolique, ce qu'aucun autre ne fai-foit : mais l'ayant laiffé repofer encore qua-rante-huit heures, il fe trouva auffi dégagé de l'air fixe que le refte.

Je filtrai une égale quantité d'*a*, de *b*, de *c* & de *d*, & je jettai dans chacune huit grains de calcul. Je laiffai repofer le tout trois heures & demie, & je trouvai que *a*, *c* & *d* avoient diffout des quantités égales. Le réfidu de *b* pefoit un demi - grain de plus que les autres. Je l'attribue à ce que le verre qui avoit fervi à cette expérience étant un peu plus étroit que les autres, le calcul avoit préfenté ici moins de furface au diffolvant que dans les autres verres.

Expérience V.

En faifant évaporer un peu de leffive, j'obtins un fel cauftique qui ne contenoit qu'une très-petite quantité d'air fixe; je fis fondre une once de ce fel & autant de chaux dans fept onces d'eau.

Je fis en même tems une leffive avec la chaux & la potaffe, de chaque une once, fur fept onces d'eau, en opérant comme dans l'Expérience IV.

Les deux leffives ne contenoient point d'air fixe ni l'une ni l'autre; mais la pefanteur fpécifique de la leffive faite avec l'alkali cauftique étoit plus forte que l'autre. J'ajoutai donc à ces premieres autant d'eau qu'il fut néceffaire pour l'abaiffer au même degré de pefanteur fpécifique.

Je pris égale quantité de ces leffives, &

je jettai dans chaque dix grains de calcul; je laiſſai repoſer ſept heures, & je trouvai qu'elles avoient laiſſé chacune une quantité égale de calcul qui n'étoit pas diſſout.

Expérience VI.

Je fis enſuite les mixtures ſuivantes *a* & *b*.

 a Chaux d'écailles d'huître, ℥ iij, ſel de tartre, ℥ j, eau, une pinte.

 b Chaux ordinaire, ℥ iij, ſel de tartre, ℥ j, eau, une pinte.

Pour faire ces mêlanges, j'opérai comme dans l'Expérience IV, & tous les deux ſe trouverent également dégagés d'air.

Je jettai dix grains de calcul dans une égale quantité de chacune de ces leſſives ; je laiſſai repoſer trois heures, & je trouvai une égale quantité de calcul qui étoit reſtée inſoluble dans chacune ; ſçavoir, trois grains & neuf ſeiziemes de grain.

J'ai répété la même expérience, en me ſervant de chaux faite avec le marbre, la pierre à chaux & les écailles d'huîtres, & mettant partie égale de ces chaux & de potaſſe : je me ſuis auſſi ſervi d'une chaux de pierre qu'on m'a envoyée de Bath; mais je n'ai obſervé aucune différence remarquable.

Expérience VII.

Je fis deux leſſives; l'une compoſée d'une once de ſel de tartre, de trois onces de chaux & d'une livre d'eau; l'autre d'une once de potaſſe, de trois onces de chaux & d'une livre d'eau. La peſanteur ſpécifique de la leſſive faite avec le ſel de tartre étoit plus forte; c'eſt pourquoi j'y ajoutai de l'eau pour l'abaiſſer au même point que l'autre.

Je trouvai que chacune de ces leſſives avoit diſſout des quantités égales de calcul.

Je fis enfuite une leffive avec l'alkali minéral préparé, en faifant criftallifer la potaffe
bleue d'Efpagne ; & une autre en même-
tems, avec la potaffe : & je voulus comparer
ces deux leffives enfemble.

Je jettai douze grains de calcul dans une
égale quantité de chacune, & j'obtins le
réfultat fuivant. Ce qui n'avoit pas été diffout par la leffive préparée avec l'alkali minéral pefoit cinq grains & trois quarts de
grain : ce qui reftoit fur l'autre filtre pefoit
treize feiziemes de grain. Je répétai la même
expérience avec l'alkali minéral naturel que
vous avez bien voulu me donner ; fa leffive
mife en comparaifon avec celle de potaffe,
il refta fur fon filtre trois grains & demi, &
feulement un demi-grain fur celui de l'autre
leffive.

Je mêlai de l'alkali volatil avec trois fois
fon poids de chaux, comme dans l'Expé-

rience VI; & quoique cette leſſive fut parfaitement dégagée d'air fixe, elle ne pro-
duiſit pas le moindre effet ſur le calcul.

Les Expériences I, III, IV & V paroiſſent prouver que le ſel alkali fixe n'a point
la vertu de diſſoudre le calcul avant d'avoir
été privé d'une partie de ſon air fixe par le
moyen de la chaux (*); & que ſa vertu
diſſolvante augmente à proportion qu'il eſt
plus dépouillé de cet air : mais que ſi on
employe plus de chaux qu'il n'eſt néceſſaire pour le dépouiller en entier de ſon
air fixe, cette partie ſurabondante de
chaux ne paroît pas augmenter ſa vertu
diſſolvante.

On peut conclure de l'Expérience VI,
que pour faire une leſſive lithontriptique,

(*) Voyez le Mémoire du Docteur Bꞁᴄᴋ ſur la magnéſie
& la chaux, &c. dans les Eſſais phyſiques & littéraires (*Eſſays
phyſical and litterary*) vol. II.

on peut fe fervir, à avantage égal, de chaux préparée avec le marbre, la pierre à chaux ou les écailles d'huîtres, pourvu que toutes ces fubftances foient bien calcinées, & qu'on les employe en proportion fuffifante pour priver le fel de fon air fixe.

L'Expérience VII paroît démontrer qu'il n'y a point de différence entre le fel de tartre & la potaffe : mais cette derniere eft fi fouvent chargée d'impuretés, qu'il vaut mieux fe fervir de fel de tartre.

L'alkali minéral traité de la même maniere que le végétal, paroît bien inférieur à ce dernier. On peut donc naturellement en conclure que lorfqu'on ordonne le favon comme remede lithontriptique, le favon amygdalin (11) du Difpenfaïre de Londres

(11) Ce favon eft fait avec l'huile d'amandes douces & la leffive dont on a vu la formule plus haut, note (9), à la dofe d'une mefure d'huile fur trois de leffive.

doit être préféré à tous les favons faits avec
la potaffe d'Efpagne ; & plus particulierement encore, parce que la leffive prefcrite
par le Collége eft privée d'air fixe, fi on
la prépare bien.

Je fuis, Monfieur, très-refpectueufement,

Aldergate ftreet ,   Votre très-humble, &c.
du 23 Juin 1767.   T. L A N E.

F I N.